Dr. Roland Lüthi · Doris Iding

Heilsame Öle

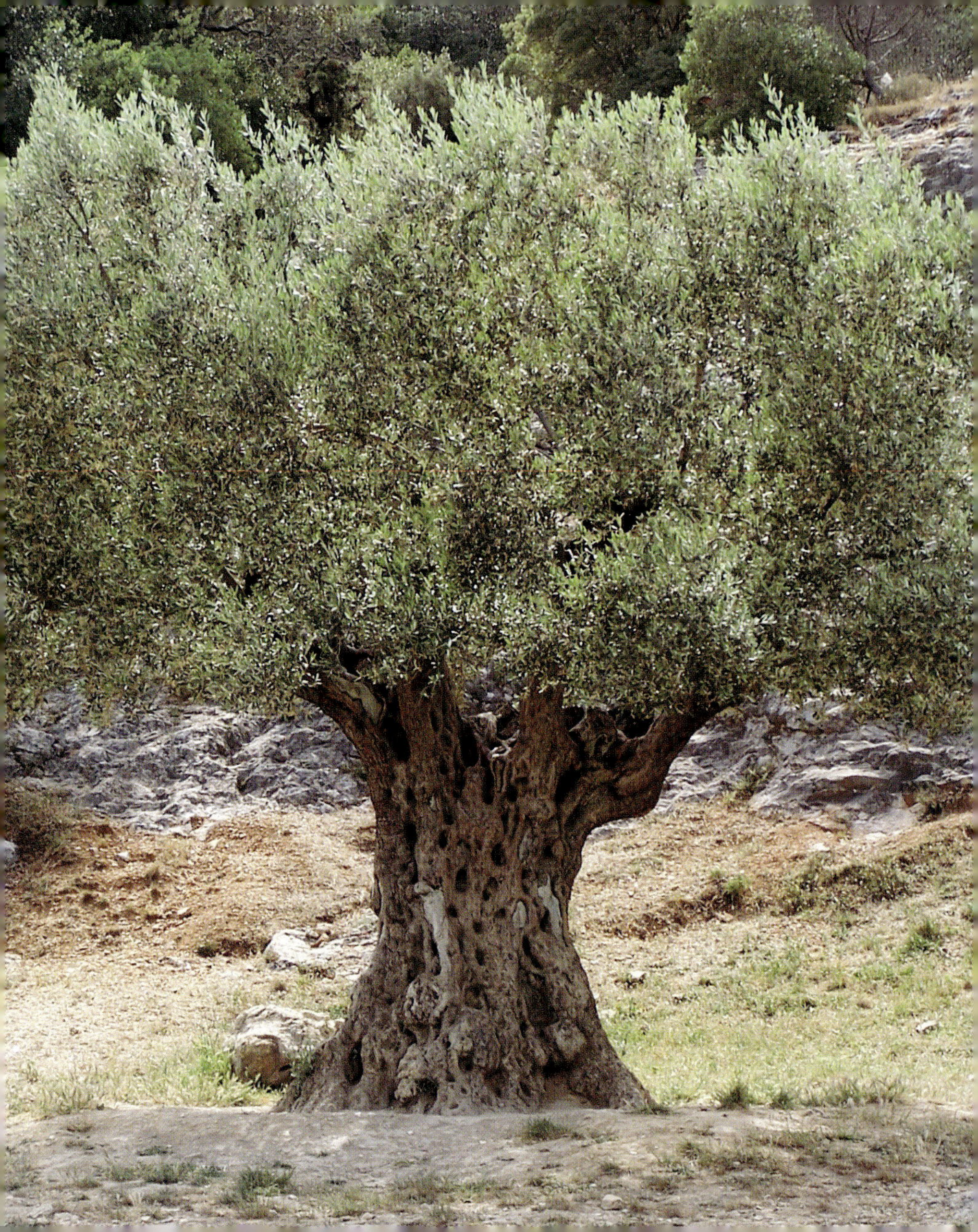

Dr. Roland Lüthi · Doris Iding

Heilsame Öle

- Innerliches und äußerliches Heilmittel
- Natürliches Anti-Aging
- Anwendungen von A bis Z
- Kochrezepte

KOPP VERLAG

Die Ratschläge in diesem Buch sind von Autorin und Verlag sorgfältig geprüft, dennoch kann keine Garantie übernommen werden. Jegliche Haftung der Autoren bzw. des Verlages und seiner Beauftragten für Gesundheitsschäden sowie Personen-, Sach- und Vermögensschäden ist ausgeschlossen.

Umschlaggestaltung: Wolfgang Heinzel
Coverphoto: Ketterer Photodesign, Fellbach
Lektorat und Bildredaktion: Anne Filsinger
Satz: Birgit Veits
Druck und Bindung: Offizin Andersen Nexö Leipzig GmbH

ISBN 978-3-942016-92-6

Gerne senden wir Ihnen unser Verlagsverzeichnis
Kopp Verlag · Pfeiferstraße 52 · 72108 Rottenburg
E-Mail: info@kopp-verlag.de · Tel.: (0 74 72) 98 06-0 · Fax: (0 74 72) 98 06-11

Unser Buchprogramm finden Sie auch im Internet unter:
www.kopp-verlag.de

Inhalt

Einführung

Hochwertige pflanzliche Öle für Ihre Gesundheit, für Ihre innere und äußere Schönheit und in der Küche immer verfügbar zu haben, dazu möchten wir Sie mit diesem Buch ermuntern. Schließlich zählen Öle aus Früchten, Nüssen und Samen mit zu den ältesten Heilmitteln, die auch für den modernen Menschen von außerordentlichem Wert sind. Zeugnis darüber geben Dokumente etwa aus dem antiken Griechenland und dem alten Indien ab. Hier galten Pflanzenöle bereits vor Jahrtausenden als Inbegriff für lang anhaltende Gesundheit und beneidenswerte Schönheit. Und mittlerweile bestätigt die moderne Ernährungswissenschaft das, was diese Kulturen instinktiv gewusst haben: Ein hochwertiges Pflanzenöl ist von ausschlaggebender Bedeutung für unser körperliches und seelisches Wohlergehen, weil sich die verschiedenen Inhaltsstoffe eines Öls auf vollkommene Weise ergänzen.

Inzwischen ist wissenschaftlich erwiesen, dass täglich ein bis zwei Esslöffel eines ausgesuchten Pflanzenöls unsere Gesundheit verbessern und uns zu einem strahlenden Aussehen verhelfen. Aus diesem Grund wollen wir Ihnen zeigen, wie Sie diese kostbaren Tropfen in Ihre tägliche Ernährung einbeziehen können.

Hochwertige Pflanzenöle sind auch wertvolle Heilmittel, die zur Behandlung unterschiedlichster Beschwerden angewendet werden können. So werden Sie auf den folgenden Seiten lesen, wie Sie ausgewählte Pflanzenöle mit ihrer jeweiligen Wirkung einsetzen können, um Krankheiten vorzubeugen, akute Verletzungen zu behandeln, chronische

Leiden zu lindern und langwierige Heilungsprozesse zu unterstützen. Beginnen Sie gleich heute, mithilfe von hochwertigen und wohlschmeckenden Ölen für Ihr eigenes körperliches, seelisches und geistiges Wohlergehen zu sorgen. Dabei wünschen wir Ihnen viel Spaß!

Pflanzenöle in der Medizingeschichte

Hochwertige Pflanzenöle sind für eine gesunde Ernährung unentbehrlich und als natürliches Heilmittel von großem Nutzen. Für die tägliche Körper- und Gesichtspflege sind sie ein großer Gewinn und für die Pflege von Haut und Haaren eine wertvolle Ergänzung. Dass Pflanzenöle von medizinischem und kosmetischem Nutzen sind, wussten viele Hochkulturen der Welt bereits vor Jahrtausenden. Und heute wird ihre Intuition wissenschaftlich belegt. So wird bereits in den »Veden«, den 5000 Jahre alten heiligen Texten aus Indien, darauf hingewiesen, dass sowohl die körperliche als auch die geistige Verfassung durch äußere und innere Anwendung von besonderen Pflanzenölen erheblich verbessert werden kann. So wird bis heute in Indien durch überlieferte innere und äußere Ölanwendungen nachweislich vielen Erkrankungen vorgebeugt und eine Vielzahl von chronischen Krankheiten geheilt. Nicht selten lindern sanfte Ölanwendungen Symptome und Ursachen langwieriger Erkrankungen, bei denen selbst schulmedizinische Verfahren und Medikamente keine Linderung erzielen konnten.

Öle im Ayurveda

Im indischen Ayurveda gelten hochwertige Pflanzenöle als Naturheilmittel Nr. 1 und werden auch heute noch von den Ayurvedaärzten entsprechend eingesetzt. Mit ausgesuchten Kräutern angereicherte Heilöle

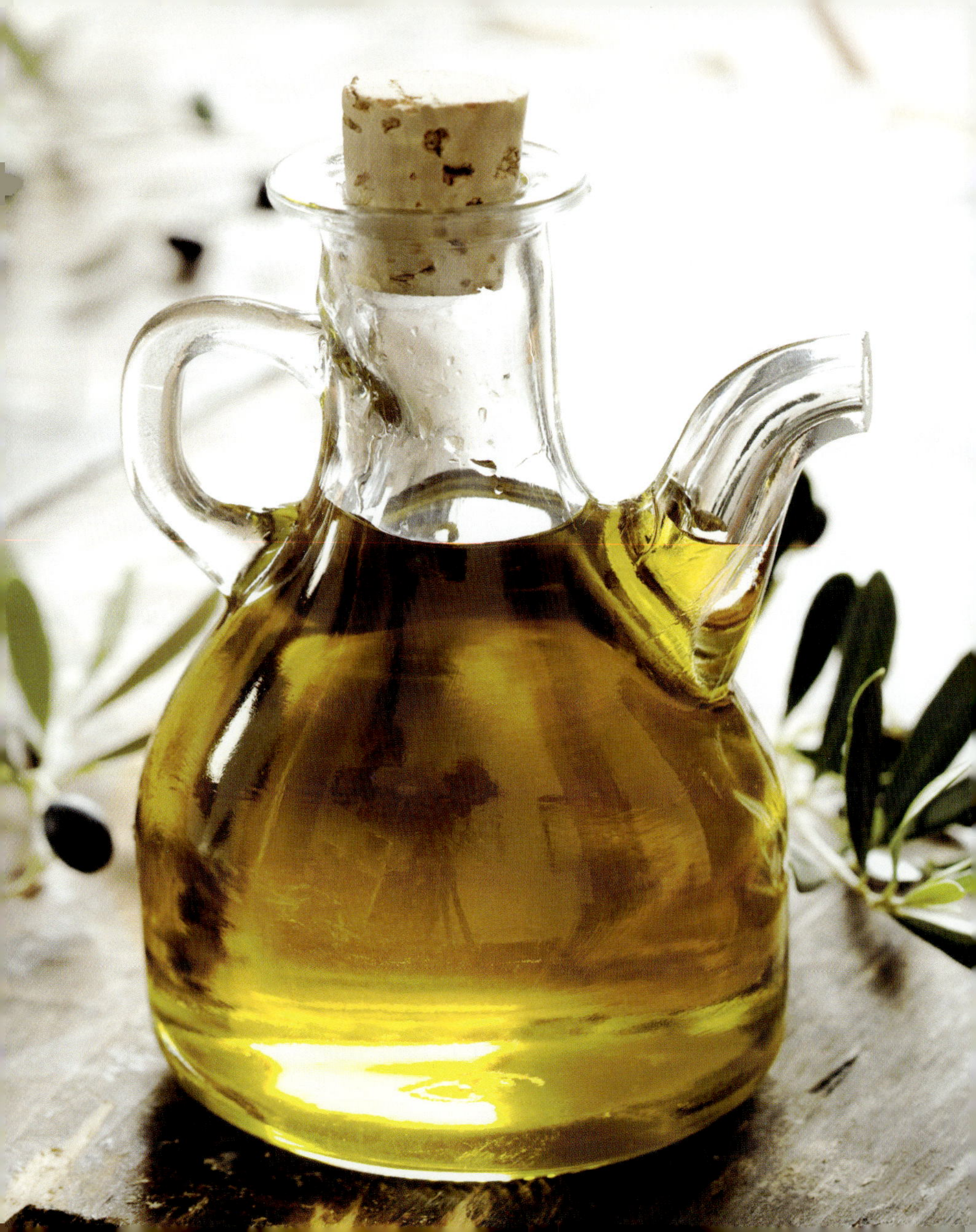

werden vom Arzt und seinem Team selbst hergestellt. Oder es wird eine vertrauenswürdige Firma beauftragt, die die Zubereitung qualitativ hochwertiger Öle garantiert. Denn nur wenn die Pflanzen, Nüsse und Ölsaaten in einem schonenden Verfahren entsprechend aufbereitet werden, ist die vollständige Heilwirkung eines Öls garantiert. Medizinisch eingesetzt lindern ayurvedische Behandlungen, besonders durch unterschiedlichste Ganz- und Teilkörpermassagen, nach und nach chronische Krankheiten und befreien den Körper von oftmals jahrzehntealten Schlackenstoffen. Darüber hinaus beugen Heilölmassagen drohenden Gesundheitsstörungen vor, verjüngen die Haut und unterstützen den Menschen darin, die eigenen Gefühle ins Gleichgewicht zu bringen.

Heilende Öle im Abendland

Auch im Abendland werden kostbare Pflanzenöle schon lange sehr geschätzt. Der griechische Arzt Hippokrates war der Erste, der hier ihre ganzheitliche Heilwirkung schriftlich festhielt. Er trug seine medizinischen Erfahrungen und bemerkenswerten Heilerfolge mit unterschiedlichen Ölen zusammen und ergänzte sie mit dem detaillierten naturheilkundlichen Wissen der Ägypter, Babylonier und der Inder. So beschrieb er in seinem »Corpus hippocraticum«, einer umfangreichen Textsammlung aus mindestens 61 Schriften, die medizinische Wirkung von etwa 200 Heilpflanzen. Durch diese Systematisierung verschaffte er den Ölen als sanften Naturheilmitteln einen festen Platz in der Volksmedizin, den sie bis zum heutigen Tag nicht verloren haben.

Pflanzenöle werden schon seit etwa 4000 Jahren zum Heilen und Lindern von Krankheiten und Beschwerden eingesetzt.

Hippokrates vertrat, ähnlich wie das Ayurveda, die Meinung, dass Krankheiten durch eine falsche Lebensweise entstehen – und umgekehrt, ein Mensch durch eine bewusste und gesunde Lebensweise zu seiner ursprünglichen Balance zurückfinden kann. Hippokrates richtete sein Augenmerk besonders auf die Ernährung und sah in der falschen Ernährung eine der Hauptursachen von verschiedenen akuten Beschwerden und einigen chronischen Erkrankungen. Mit diesem Wissen richtete er einen Appell an die Menschen, der bis heute gültig ist: »Eure Nahrungsmittel sollten Heilmittel sein und eure Heilmittel sollten Nahrungsmittel sein.«

Olivenöl – Mythos und Heilmittel

Kaum ein Öl wird so verehrt wie das Olivenöl, sodass auch wir ihm hier etwas mehr Aufmerksamkeit widmen möchten. Der »Ölbaum« wird bereits in vielen Sagen und Legenden des Abendlandes erwähnt und hat einen ganz besonderen Stellenwert in der griechischen Mythologie. So heißt es zum Beispiel, dass der griechische Gott Zeus dem Olivenbaum besondere Ergebenheit entgegenbrachte, denn für Zeus war er das Symbol für das Leben schlechthin. Auch seine Tochter Athene, die Göttin der Weisheit, schätzte den Baum über alles. Einmal, so heißt es, siegte sie bei einem Wettstreit mit Poseidon um die Herrschaft über Attika, weil sie einen Ölbaum gepflanzt hatte. Ihr Gegner Poseidon hatte mit seinem Dreizack nur eine Quelle mit Salzwasser aus einem Felsen geschlagen. Athene aber wusste, dass das Öl aus den Früchten des Ölbaums das kör-

perliche und seelische Wohl der Menschen unterstützt und war sich bewusst, dass die Balance zwischen Körper und Geist das A und O für das Überleben der Menschen sei.
Aber auch für die sterblichen Griechen war der Ölbaum ein Geschenk der Götter. Wer ihn fällte, wurde mit dem Tod bestraft. Bei der Geburt eines Sohnes wurde ein Ölzweig an die Haustüre gehängt und die Sieger der Olympischen Spiele wurden mit Kränzen aus Ölzweigen geehrt. Als Siegesprämie erhielten sie Amphoren mit Olivenöl. Und Homer berichtet, dass man den Teilnehmern der Olympischen Spiele Speisen mit reichlich Olivenöl gab und ihre Körper mit Olivenöl massierte, weil das Öl die Poren vor dem Eindringen von Schmutz schützen würde.
Auch die Heilige Schrift weiß um die heilende Qualität von Olivenöl. Das Alte Testament berichtet von Noah, der eine Taube ausschickt, um festzustellen, ob die Sintflut vorüber ist. Sie kehrte mit einem Ölzweig – als Symbol des Lebens – im Schnabel zurück.
Und selbst heute wird geweihtes Olivenöl in der katholischen Kirche bei der Taufe, der Firmung und bei der Krankensalbung, die früher als die »Letzte Ölung« bezeichnet wurde, verwendet. Bei der Priesterweihe werden die Hände des Kandidaten mit Öl gesalbt und auch bei der Bischofsweihe gehört die Salbung mit Öl zu den Weihezeichen.
Aber auch in vielen anderen Kulturen hat Öl sakrale Bedeutung. Priester, Propheten, Märtyrer und Könige wurden mit heiligem Öl gesalbt und werden es auch heute noch. So wurde auch Elisabeth II. mit geweihtem Öl zur Königin von England gesalbt.
Im Altertum war Olivenöl auch im Alltag allgegenwärtig. Es brannte in Lampen und Opferschalen, man benutzte es in der Küche und in der Me-

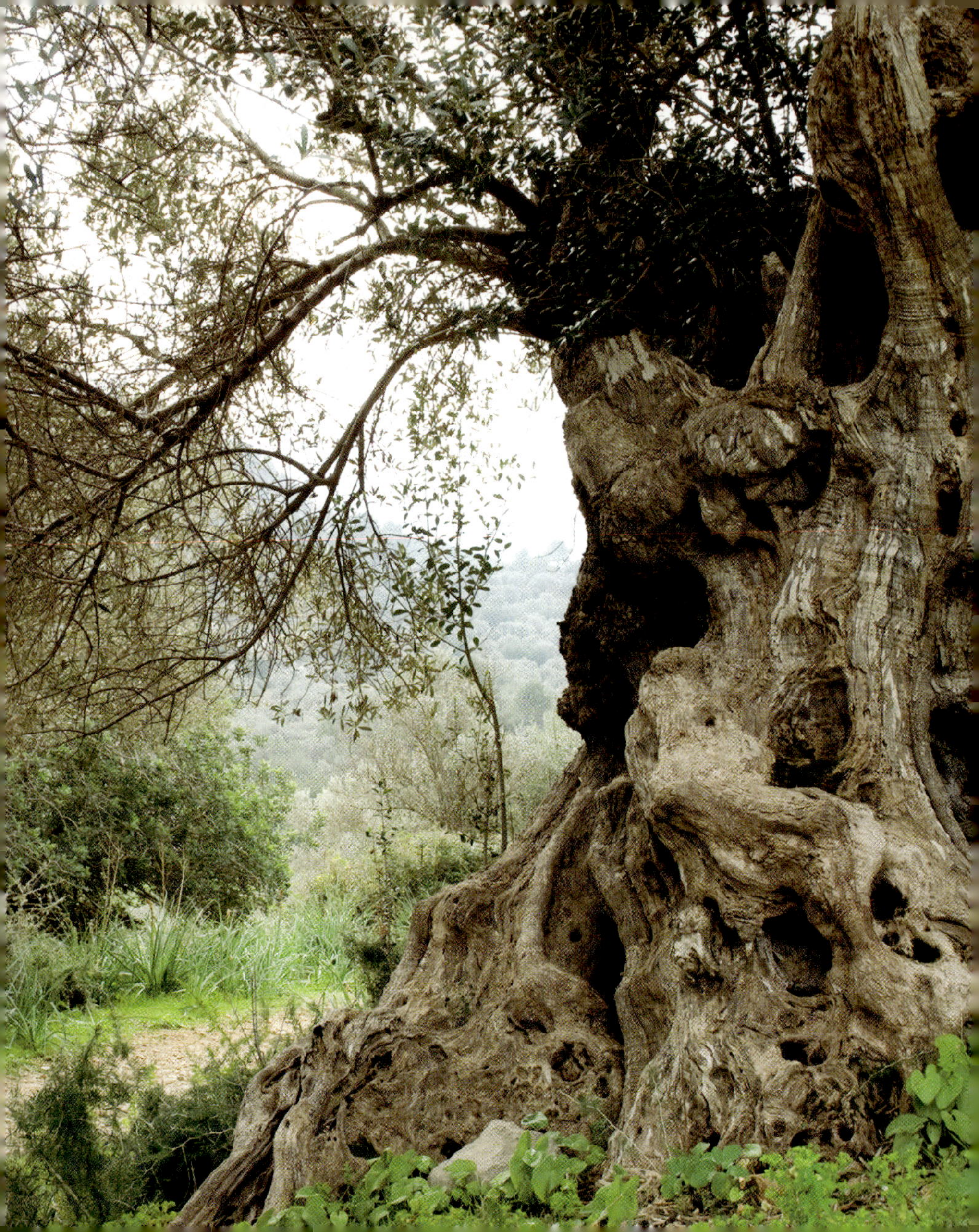

dizin. Hippokrates und viele andere Gelehrte des Abendlandes verehrten das Olivenöl besonders. Sie schätzten es nicht nur als hochwertiges Nahrungsmittel, sondern auch als erlesenes Heilmittel. Und was all die Gelehrten und Mediziner der vergangenen Jahrtausende bereits wussten, wird heute von der Wissenschaft bestätigt: Olivenöl ist eines der besten Naturheilmittel schlechthin.

Pflanzenöle – Heilmittel der Gegenwart

Die Mahnung, sich gesund und ausgewogen mit hochwertigen Pflanzenölen zu ernähren, wird in den letzten Jahren immer lauter. Unterstützt wird die Forderung besonders von jenen Wissenschaftlern, die die Wirkung von unterschiedlichen Ölen und Fetten auf den menschlichen Organismus ausgiebig erforscht haben. Für diese Wissenschaftler sind viele Pflanzenöle in ihrer Zusammensetzung einzigartig und in ihrer Wirkung auf den menschlichen Körper von großem gesundheitlichem Nutzen. Mit medizinischen Analysetechniken bestätigen sie die hippokratische Aussage und postulieren, dass besonders die Menschen bis ins hohe Alter fit und gesund bleiben, die ihren täglichen Fettbedarf mit hochwertigen, kalt gepressten Ölen aus biologischem Anbau decken. Nutzen auch Sie deshalb die Kraft der Pflanzenöle und lassen Sie sich am eigenen Körper von ihrer umfassenden Wunderkraft überzeugen.

Der Ölbaum wird in vielen Sagen und Legenden des Abendlandes erwähnt und hat einen ganz besonderen Stellenwert in der griechischen Mythologie.

Wissenswertes rund ums Öl

Naturbelassene Pflanzenöle zählen also zu den wertvollsten Geschenken der Natur an den Menschen! Zellverjüngende Eigenschaften in der Kosmetik, außergewöhnlicher Geschmack und eine ernährungsphysiologisch hochwertige Zusammensetzung für die Küche, medizinische Wirkungen sowohl in der Prophylaxe als auch für die Heilung machen Öle für fast alle Menschen interessant. Damit aber Pflanzenöle ihre hohe Wirksamkeit erhalten und entfalten, müssen sie auf sehr schonende Weise gewonnen werden. Viel zu lange wurde bei der Produktion auf eine hohe Quantität Wert gelegt, nicht aber auf den Erhalt der hochwertigen Inhaltsstoffe, die aber von zentraler Bedeutung für die Wirksamkeit eines Öles sind. Mittlerweile hat man hier dazugelernt, sodass sich auch Herstellungsweisen etablieren konnten, die die medizinisch hochwirksamen Inhalte eines Öls bewahren.

Gewinnung von Pflanzenölen

Wer auf der Suche nach qualitativ hochwertigen Ölen ist, gerät leicht in Verwirrung, weil die Begriffe, die die Qualität von Speiseölen beschreiben, bisweilen irritierend sind. Maßgeblich in Deutschland sind die Bezeichnungen aus den »Leitsätzen für Speisefette und Speiseöle« aus dem Jahre 1997. Sie gehören auf das Etikett einer Ölflasche und können dem Käufer Aufschluss über Gewinnung und Anbauart eines Öls geben.

Raffinierte Öle

Industriell gewonnene Öle werden auch als »raffinierte Öle« bezeichnet. Die Saaten und Nüsse, die für diese Öle verwendet werden, stammen meistens aus konventionellem Anbau. Sie werden mit Pestiziden behandelt und mit Kunstdünger gedüngt, wodurch sie zum größten Teil bereits chemisch belastet sind. Um eine möglichst hohe Menge an Speiseöl zu gewinnen, werden die Ölsaaten und Nüsse mit Lösungsmitteln wie Leichtbenzin und Hexan heiß ausgewaschen. Anschließend werden die Lösungsmittel dem Öl durch Destillation wieder entzogen. Dann wird das Öl mit Phosphorsäure, Bleicherden und Aktivkohle raffiniert, damit sämtliche Begleitstoffe wie etwa Bitterstoffe, Schleimstoffe und Säuren entfernt werden. Mit den Schadstoffen werden aber auch gleichzeitig alle kostbaren Geschmacksstoffe, wertvollen Vitamine und hochwertigen Wirkstoffe zerstört. Das fertige Öl wird anschließend noch mit Carotin gefärbt und mit Vitamin E haltbar gemacht. Dadurch hat das Öl nicht nur enorm an Qualität verloren, sondern hat nun auch keine geschmackliche oder farbliche Eigennote mehr. Und obwohl diese Öle von so mangelhafter Qualität sind, werden weltweit über 90 Prozent der Pflanzenöle industriell gewonnen.

Native Öle

Naturbelassene Speiseöle, sogenannte »native« Öle, werden »kalt«, d. h. bei einer Temperatur, die je nach Sorte bei maximal 40 Grad Celsius (nur bei Nüssen bis 60 Grad Celsius) liegen darf, aus ungerösteten Ölsaaten durch mechanisches Pressen, Waschen, Zentrifugieren und Filtrieren gewonnen. Es dürfen keine chemischen Zusätze benutzt werden. So erhalten diese Öle ihre natürliche Qualität und Zusammensetzung. Wichtigste Inhaltsstoffe sind Mineralien, Vitamine, Enzyme und die einfach und mehrfach ungesättigten Fettsäuren. Aufgrund der schonenden Herstellungsweise und der geringeren Ausbeute sind kalt gepresste Öle teurer als industriell gewonnene.

»Nativ extra« bezieht sich nur auf Olivenöle. Damit bezeichnet man das Öl, das mit der ersten »kalten« Pressung direkt aus Oliven gewonnen wird. Es ist von höchster Qualität. Sein Anteil an freien Fettsäuren sollte unter 0.8 % liegen. Geschmacklich und sensorisch darf dieses Öl keine Mängel aufweisen. Oft sieht man auch die Bezeichnung »extra vergine«, der italienische Ausdruck für »nativ extra«.

Der Begriff »kalt gepresst« ist aber nicht geschützt und bedeutet deshalb nicht, dass es sich bei einem kalt gepressten Öl gleichzeitig auch um ein Öl aus biologischem Anbau handeln muss. Die offiziellen Vorschriften für kalt gepresstes Öl besagen nämlich nur, dass die Produktion mechanisch erfolgen muss. Somit gibt es auch kalt gepresste Öle aus konventionellem Anbau, die mit Kunstdüngemittel und Pestiziden behandelt wurden. Sie sind ebenfalls qualitativ minderwertig.

Besonders preiswerte Öle ohne genaue Angaben über ihre Gewinnung sind meistens gepanscht, also eine Mischung unterschiedlicher Öle. Da sie nicht hochwertig sind, sollten Sie auf ihren Kauf verzichten!

Damit die wertvollen Inhaltsstoffe eines Pflanzenöls erhalten bleiben, darf es beim Pressen nicht erhitzt werden.

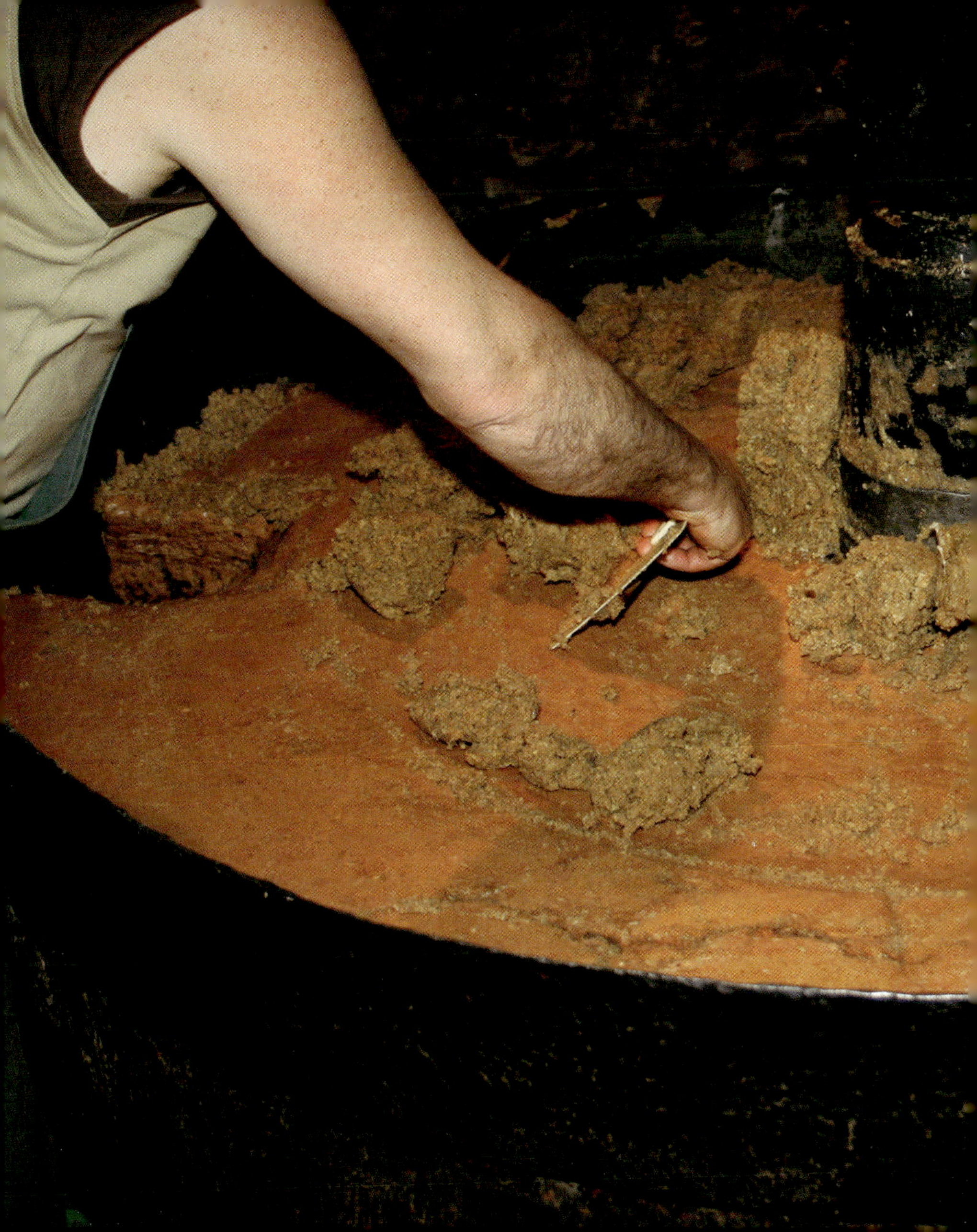

Bio, Öko, Demeter – Formen des Anbaus

Die Bezeichnungen »kontrolliert ökologischer Anbau« (köA) oder »kontrolliert biologischer Anbau« (kbA) lassen Rückschlüsse zu, dass beim Anbau der Früchte, Saaten oder Nüsse keine Pestizide verwendet wurden.

Ein »biologisch dynamischer Anbau« (Demeter) bedeutet, dass keine Pestizide im Einsatz waren, nur mit Kompost gedüngt und nach dem Mondkalender angebaut wird. Öle, die nach Demeter-Richtlinien angebaut worden sind, müssen eine Kontrollnummer auf dem Etikett haben, wie etwa »DE 0000 – Kontrollstelle«.

Die Bezeichnung »konventioneller Anbau« weist daraufhin, dass keine biologischen Anbaugrundsätze zugrunde liegen und damit gerechnet werden muss, dass Pestizide eingesetzt worden sind.

So, wie bei einem nativen Öl nicht grundsätzlich davon ausgegangen werden kann, dass es sich auch um ein Öl aus biologischem Anbau handelt, ist die Bezeichnung »Bio« oder »Öko« kein Hinweis darauf, dass es sich auch um ein kalt gepresstes Öl handelt. Das heißt, dass sowohl raffinierte als auch native Öle das Prädikat bio, biologisch oder ökologisch auf dem Etikett stehen haben können. Erst wenn auf der Flasche nativ und bio steht, können Sie von einem naturbelassenen, hochwertigen Öl ausgehen.

Tipp: Erst bei nativen Ölen, die aus Früchten, Saaten oder Nüssen gewonnen wurden, die nicht mit Pestiziden oder Düngemitteln behandelt wurden, handelt es sich um edelste Speiseöle. Sie sind in Geschmack, Farbe und Geruch ursprünglich und rein.
Wenn Sie ein Öl als Heilmittel verwenden möchten, sollten Sie nur solche Öle kaufen!

Haltbarkeit von kalt gepressten Ölen

Die schonende Herstellung der kalt gepressten Öle hat den Vorteil, dass die wertvollen Inhaltsstoffe der Ölsaaten, Nüsse und Früchte, die vielen Vitamin- und Vitalstoffe, das Vitamin E und die lebenswichtigen ungesättigten Fettsäuren erhalten bleiben. Der Nachteil ist, dass diese Öle nicht sehr lange haltbar sind. Leinöl ist mit vier bis acht Wochen besonders kurzlebig, Weizenkeimöl hingegen ist ungefähr zwei Jahre haltbar. Die Haltbarkeit hängt vom Vitamin-E-Gehalt eines Öls ab, das heißt, je höher sein Anteil, desto länger ist die Haltbarkeit. Setzt man etwa einem Öl mit einer kurzen Haltbarkeit 20 Prozent Weizenkeimöl zu, verlängert sich dessen Haltbarkeit.
Grundsätzlich gilt: Bewahren Sie Ihre Öle kühl und trocken auf, am besten in dunklen Flaschen an einem dunklen Ort. Je wärmer der Raum, in dem Sie ein Öl lagern, desto schneller wird es ranzig und ungenießbar. Die meisten Öle sind luftempfindlich. Achten Sie deshalb darauf, Ihre Öl-

flaschen immer gut zu verschließen. Angebrochene Flaschen sollten schnell verbraucht werden.
In der folgenden Tabelle sehen Sie die Haltbarkeit von verschiedenen Ölen. Überlegen Sie sich deshalb, ob sie es in großen oder kleinen Mengen kaufen möchten.

Haltbarkeit von kalt gepressten Ölen

• *Bei Raumtemperatur*	
Distelöl	etwa 9 Monate
Haselnussöl	etwa 9 Monate
Sonnenblumenöl	etwa 9 Monate
Mandelöl	etwa 10 Monate
Erdnussöl	etwa 12 Monate
Olivenöl	etwa 12 Monate
Sesamöl	etwa 12 Monate
• *Im Kühlschrank*	
Leinöl	etwa 6–8 Wochen
Walnussöl	etwa 6 Monate
Hanföl	etwa 9 Monate
Kürbiskernöl	etwa 12 Monate
Rapsöl	etwa 12 Monate

Leinöl können Sie nach Ablauf der Haltbarkeit noch sehr gut zur Schuh- und Holzpflege verwenden.

Pflanzenöle – Inhaltsstoffe und ihre Wirkungen

Kalt gepresste Öle aus Früchten, Samen und Nüssen sind ausgezeichnete Heil- und Lebensmittel, die neben ihrer geschmacklichen Vielfalt zahlreiche Nähr- und Vitalstoffe besitzen. Dazu gehören gesättigte Fettsäuren, einfach und mehrfach ungesättigte Fettsäuren, pflanzliches Eiweiß und Enzyme, Kohlenhydrate, Vitamine, Mineralien und Spurenelemente sowie eine Vielzahl sekundärer Pflanzenstoffe. Dadurch werden sie zu äußerst wirksamen Energie- und Lebensspendern, spielen eine wichtige Rolle bei der Abwehr von Umweltgiften und tragen zur Stärkung des Immunsystems bei.

Allen Pflanzenölen gemein ist, dass sie nach dem gleichen chemischen Prinzip aufgebaut sind. Hierbei handelt es sich um eine Verbindung von einem Glycerinmolekül mit drei unterschiedlichen Fettsäuren. Fettsäuren sind für den menschlichen Organismus von großer Bedeutung, das Glycerin dient lediglich als Trägerstoff. Die Fettsäuren unterscheiden sich in ihrem Aufbau und in der chemischen Struktur. Diese Unterschiede wiederum wirken sich verschieden auf den menschlichen Organismus aus und bewirken dadurch jeweils andere Reaktionen.

Fettsäuren – gesättigt und ungesättigt

Fett ist nicht gleich Fett, sondern wird anhand der verschiedenen Fettsäuren unterschieden.

Gesättigte, einfach und mehrfach ungesättigte Fettsäuren, Enzyme, Vitamine, Mineralien, Spurenelemente und sekundäre Pflanzenstoffe u. a. gehören zu den Inhaltsstoffen eines guten Pflanzenöls.

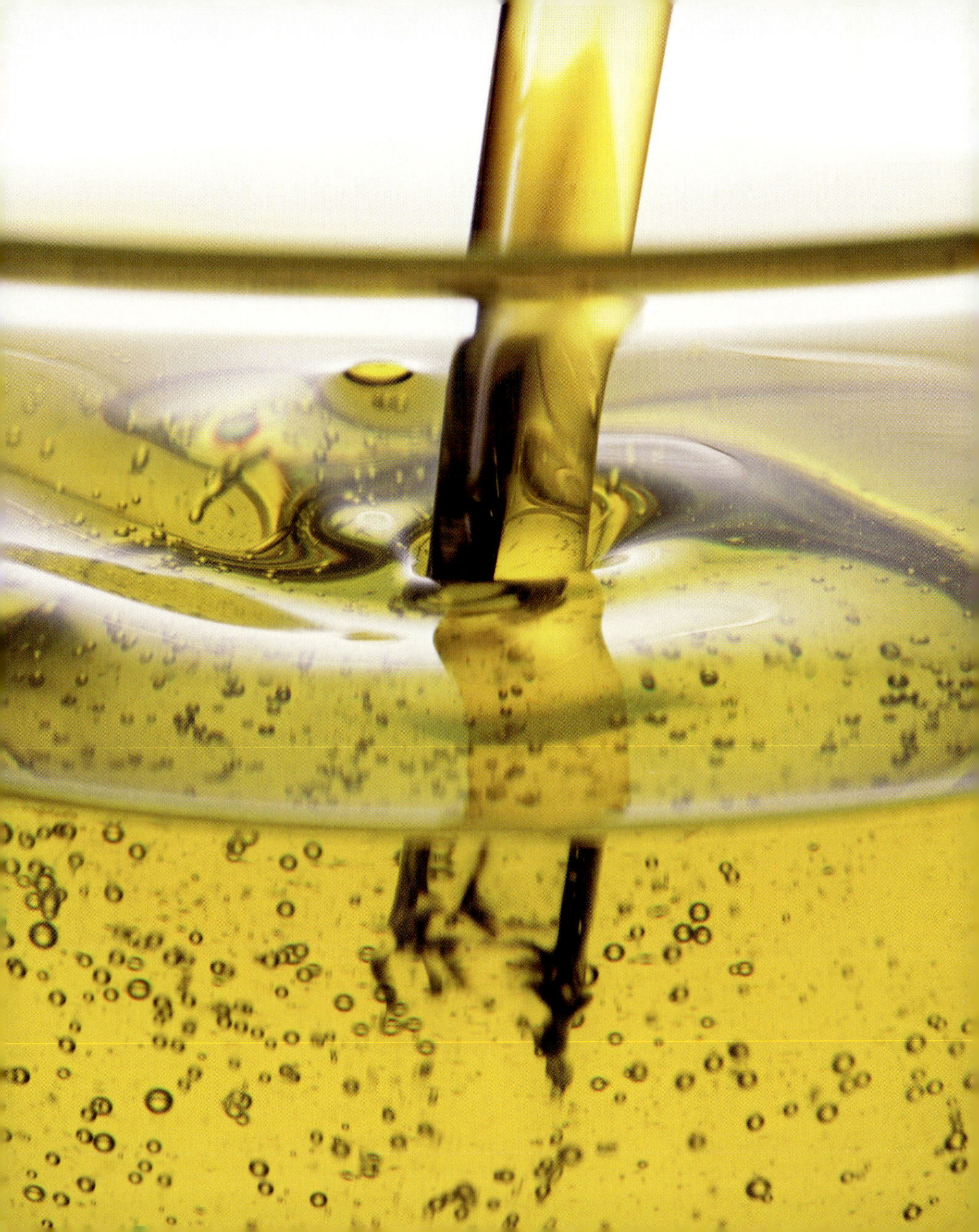

Gesättigte Fettsäuren sind reaktionsträge und wenig aktiv. Sie reagieren kaum mit anderen Molekülen und gehen wenig neue Verbindungen ein. Gesättigte Fettsäuren sind vornehmlich in Schweine- und Rinderfett, in Butter oder in Kokosfett vorhanden. Wir nehmen sie oft als sogenannte »versteckte Fette« in Backwaren oder Schokolade zu uns. Gesättigte Fettsäuren werden vom Körper nicht direkt umgewandelt, sondern wandern ins Fettdepot und setzen sich meist blitzschnell an Bauch und Hüften ab. In früheren Zeiten war dieser Mechanismus für das Überleben der Menschen absolut notwendig, weil diese Depots das Fett unbegrenzt lange speichern, um erst in Notzeiten bereitzustehen. Heutzutage aber haben die Menschen mit ihrem Übergewicht zu kämpfen. Das heißt, sie leiden eher unter ihren Fettdepots, die bei unserem Wohlstand nicht mehr notwendig sind.

Im Gegensatz dazu sind ungesättigte Fettsäuren sehr bestrebt, sich mit anderen Molekülen zu verbinden. Das liegt an ihren chemischen Eigenschaften, den Doppelbindungen, die unter Abgabe von Energie sehr schnell mit anderen Molekülen neue Verbindungen eingehen können. Je ungesättigter eine Fettsäure ist, desto reaktionsfreudiger und stoffwechselaktiver ist sie. Man kann also sagen, je ungesättigter eine Fettsäure ist, desto weniger dick macht sie. Umgekehrt heißt das, dass gesättigte Fettsäuren, die relativ reaktionsträge sind, schneller dick machen können.

Im Gegensatz zu gesättigten Fettsäuren sind ungesättigte Fettsäuren – und vor allem mehrfach ungesättigte Fettsäuren – auch heute noch für das Überleben des Menschen notwendig. Mit modernen Analysetechniken fand man heraus, dass der Organismus diese Fettsäuren für den Stoffwechsel und für die Bildung von Gewebshormonen benötigt, aber nicht selbst produzieren kann. Die gängigen ungesättigten Fettsäuren, die in essbaren Pflanzenölen vorkommen, werden als Omega-Fettsäuren bezeichnet. Ihre numerische Unterscheidung wiederum gibt die Position der ersten Doppelbindung im Molekül an, die einen entscheidenden Einfluss auf die Eigenschaften der Fettsäure hat und eine jede Fettsäure zu etwas Besonderem macht. Die wichtigsten Gruppen der Fettsäuren sind Omega-3-, Omega-6- und Omega-9-Fettsäuren, wobei gerade die Omega-3-Fettsäure in letzter Zeit besonders viel Aufmerksamkeit genoss.

Aber nicht nur die Lage einer chemischen Doppelbindung ist von Bedeutung, sondern auch deren Menge prägt ganz entscheidend den Charakter einer Fettsäure. Unterschieden werden sie dabei in einfach, zweifach und dreifach ungesättigte Fettsäuren.

Einfach ungesättigte Fettsäuren können vom Körper besonders schnell in Stoffe umgewandelt werden, die besonders gut verstoffwechselt werden können. Dazu gehört auch die Gallensäure, die für die Fettresorption im Dünndarm sehr wichtig ist. Ölsäure ist eine typische Repräsentantin einer einfach ungesättigten Fettsäure. Sie kommt in Oliven-, Raps- und Maisöl vor. Ölsäure regt sowohl die Verdauung als auch die Gallenproduktion an, schützt das Herz-Kreislaufsystem, die Gefäße und die Haut. Ölsäure ist jedoch nicht »essenziell«, was bedeutet, dass der Körper sie auch selbst aus der (gesättigten) Palmitinsäure herstellen kann. Umgekehrt bedeutet dies aber auch, dass überschüssige einfach ungesättigte Fettsäure in gesättigte Palmitinsäure umgewandelt und im Fettdepot des Körpers gespeichert werden kann.

Eine typische Vertreterin für eine **zweifach ungesättigte Fettsäure** ist die

Linolsäure. Sie kommt in größeren Mengen etwa in Distel- oder Sonnenblumenöl vor. Sie ist die wichtigste Fettsäure für eine gesunde Ernährung. Sie stärkt das Immunsystem der Haut, schützt das Herz-Kreislauf- und Gefäßsystem, wirkt zellerneuernd und mild hormonell ausgleichend. Sie wird ebenfalls schnell verstoffwechselt. Sie ist ein wichtiger Bestandteil der Zellmembran und somit für einen gesunden Körper unerlässlich.

Dreifach ungesättigte Fettsäuren sind die reaktionsfreudigsten unter allen Fettsäuren. Deshalb greifen sie auch unmittelbar in den Stoffwechsel ein. Es gibt Alpha-Linolensäure und die Gamma-Linolensäure, die sich in ihrer Wirkung folgendermaßen unterscheiden:

Alpha-Linolensäure ist ein wichtiger Bestandteil der Zellmembran. Sie fördert den Reparaturmechanismus der Zellen. Aufgrund ihrer besonderen Zusammensetzung kommt sie einem körpereigenen Schmerzmittel gleich. Sie kommt u. a. in Raps-, Soja-, Hanf-, Walnuss- und vor allem im Leinöl vor.

Gamma-Linolensäure wirkt sich besonders positiv auf den Hormonhaushalt aus, reduziert Stress und wirkt infolgedessen besonders heilsam für die Seele. Sie unterstützt den Heilungsprozess bei Hautkrankheiten wie z. B. Neurodermitis und Juckreiz. Zu finden ist sie u. a. in Hanföl.

Heilkraft der ungesättigten Fettsäuren

Auch wenn bereits Hippokrates um die hohe Wirksamkeit der Pflanzenöle wusste, so rückten sie trotzdem erst in jüngster Zeit ins Visier der Wissenschaft. Erst jetzt hat man begonnen, sie genauer zu untersuchen und erkennt ihre vielfältige heilende Wirkung auf Körper und Geist des Menschen. Besonders bemerkenswert sind die vielen unterschiedlichen Aufgaben, die essenzielle, ungesättigte Fettsäuren über den Stoffwechsel, besonders bei der Energiegewinnung im Körper erfüllen. Hier seien einige der allgemeinen Wirkungen angeführt.

Mehrfach ungesättigte Fettsäuren übernehmen vielfältige Aufgaben im Körper. Sie können auf natürliche Weise den Blutdruck und Cholesterinspiegel senken, sie regen den Gallenfluss an, wirken positiv auf das Immunsystem, regulieren den Blutzuckerspiegel und Stresshormone. Sie lindern Schmerzen und Entzündungen und unterstützen den Heilungsprozess des Menschen somit auf sanfte Weise. Über die Nahrung aufgenommen, können sie signifikant zur Vorbeugung von Magen- und Darmproblemen beitragen. Da sie das Zellwachstum fördern, tragen sie, innerlich angewendet, auch zum Schutz der Haut bei. Auch äußerlich wirken sie schmerzlindernd und kurativ bei einer Vielzahl von Hautproblemen wie bei Akne, Neurodermitis, Ekzemen oder Schuppenflechte.

Je nach Ölsorte verfügen die in ihm enthaltenen mehrfach ungesättigten Fettsäuren noch über zahlreiche weitere besondere Eigenschaften, die seine jeweils spezifische Heilwirkung zum Ausdruck bringen können. Die speziellen Anwendungsgebiete der einzelnen Öle finden Sie in dem Kapitel »Goldene Tropfen von A bis Z« (ab S. 34).

Gesundheitsfördernde Fettbegleitstoffe

Neben den hochwirksamen Fettsäuren beinhalten native, kalt gepresste Pflanzenöle auch sogenannte »Fettbegleitstoffe«. Sie werden als **sekundäre Pflanzenstoffe** bezeichnet und sind nur in kleinen Mengen in Pflanzenölen enthalten. Von der Art und der Menge der Fettbegleitstoffe hängt in hohem Maß der ernährungsphysiologische Wert des jeweiligen Fetts ab. Aufgrund ihres geringen Anteils hat man ihre heilende Wirkung lange unterschätzt. Mitunter hat man sie sogar geringschätzig als Abfallprodukte der Pflanze abgetan. Dabei übersah man allerdings ihre Bedeutung für den Stoffwechsel und dass ungesättigte Fettsäuren ihre vollständige Heilwirkung nur in Kombination mit den sekundären Pflanzenstoffen entfalten können. Innerlich und äußerlich angewendet wirken sie sowohl als Prophylaxe als auch bei akuten Beschwerden. Sie sind »Radikalfänger«, d. h. sie binden sogenannte freie Radikale und beugen damit einer Vielzahl von chronischen Erkrankungen vor, wie z. B. Herz- und Kreislauferkrankungen. Sie schützen vor frühzeitiger Hautalterung, Gelenkerkrankungen und vor DNS-Schäden. Darüber hinaus regen sie eine Vielzahl biochemischer Stoffwechselprozesse im Körper an.

Im Folgenden finden Sie – alphabethisch angeordnet – einige der wichtigsten Fettbegleitstoffe:

- **Aromastoffe** machen den jeweils signifikanten Duft eines Öls aus. Sie wirken entzündungshemmend und schmerzlindernd.
- Das bekannteste und am häufigsten vorkommende **Carotinoid** ist das ß-Carotin, das auch als Provitamin A bekannt ist. Im menschli-

chen Körper haben Carotinoide die Funktion von Antioxidantien. Dadurch beugen sie vielen Erkrankungen wie Krebs, Arteriosklerose, Rheuma, Alzheimer und Parkinson, Grauem Star oder der Hautalterung vor.

- Zu den **fettlöslichen Vitaminen** zählen Vitamin A (Retinol), Vitamin D (Calciferol), Vitamin E (Tocopherol) und Vitamin K. Davon ist Vitamin E für den Menschen am wichtigsten und wirkt, wie die Carotinoide, als Antioxidans.
- **Flavonoide** unterstützen Haut und Schleimhäute bei lebensnotwendigen Wachstums- und Regenerationsprozessen. Sie verleihen der Haut ein junges und geschmeidiges Aussehen und stärken darüber hinaus das Immunsystem.
- **Phytosterole** und **Lecithin** senken unter anderem den Cholesterinspiegel, fördern die Durchblutung und schützen die Haut vor vorzeitiger Alterung.
- **Spurenelemente** wie Kupfer, Zink und Mangan werden nur in kleinen Mengen von unseren Zellen benötigt, steuern aber zahlreiche wichtige Stoffwechselabläufe.

Goldene Tropfen von A bis Z

Mit der Möglichkeit, aus Früchten, Nüssen und Saaten Pflanzenöle zu gewinnen, hat die Natur dem Menschen wirksame Heilmittel geschenkt. Durch seine individuelle chemische Zusammensetzung bietet jedes Öl ein breites Spektrum an Anwendungsmöglichkeiten. Einige Öle haben sich zum Beispiel besonders bei der Behandlung von chronischen Krankheiten bewährt, während andere Öle wiederum eine ausgezeichnete Wirkung bei akuten Beschwerden zeigen. Einige Öle sind prädestiniert für innere Anwendungen, andere entfalten ihre volle Wirkung äußerlich aufgetragen. Sie eignen sich besonders für kosmetische Anwendungen und scheinen sogar den Alterungsprozess zu verlangsamen. Pflanzenöle sind Nahrungsmittel mit heilsamer Wirkung. Sie können Ihnen Energie und Gesundheit schenken und Sie vor allerlei schädlichen Einflüssen schützen. Räumen Sie den hier aufgeführten Ölen deshalb einen festen Platz in Ihrer Hausapotheke ein. Überzeugen Sie sich selbst von ihrer Kraft! Wie, wann und wozu Sie welches Öl am besten einsetzen, erfahren Sie nun auf den folgenden Seiten.

Pflanzenöle sind, so wertvoll sie auch sein mögen, nicht mit einem Medikament gleichzusetzen. Deshalb bieten die hier erwähnten Pflanzenöle keinen Ersatz für notwendige Medikamente oder Verfahren, die Ihnen Ihr Arzt oder Ihr Heilpraktiker verordnet.

Pflanzenöle unterscheiden sich in der Zusammensetzung ihrer Inhaltsstoffe, in Farbe und Geschmack.

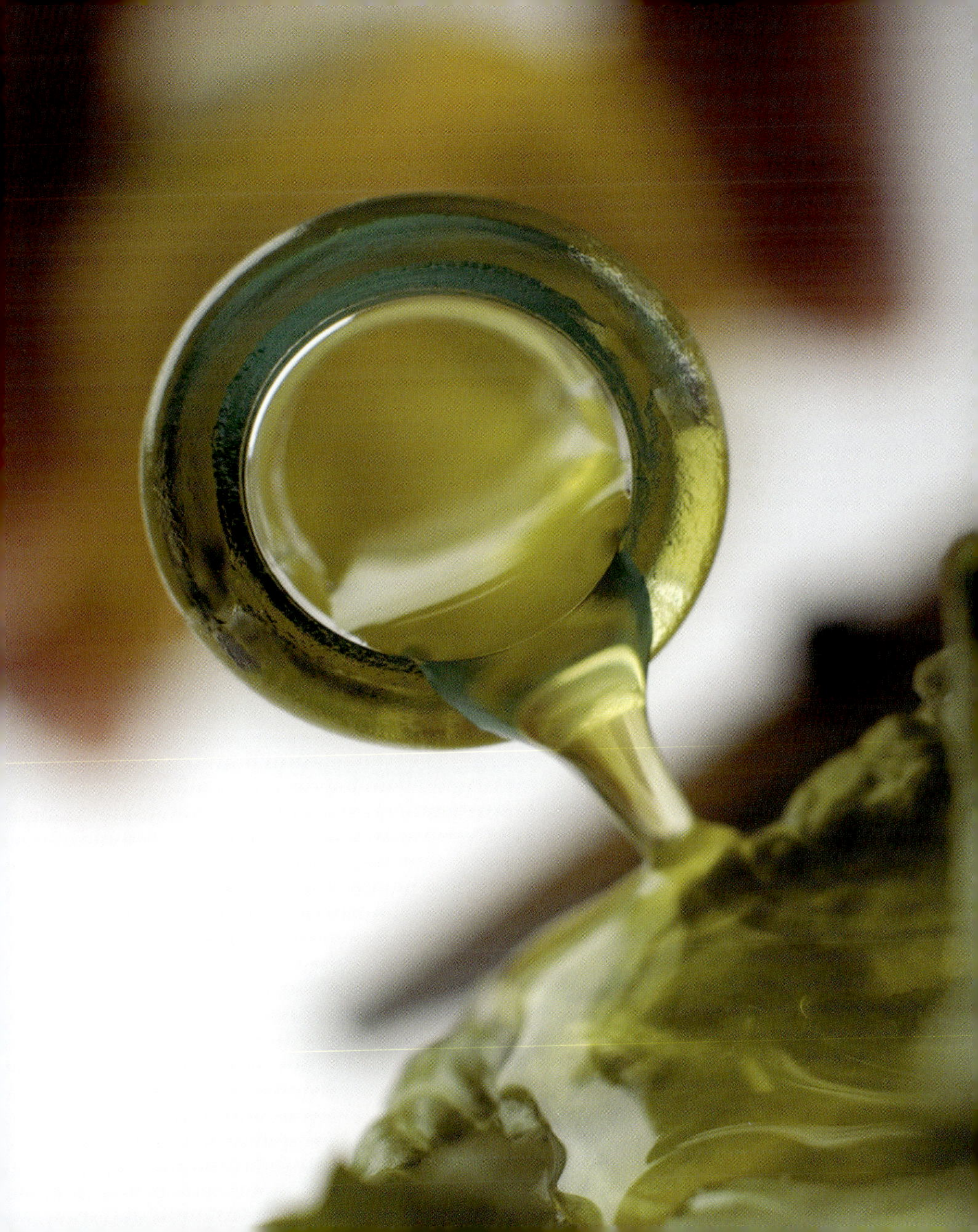

Arganöl

Arganöl wird aus den Samen des Baumes Argania spinosa – auch Eisenholzbaum genannt – gewonnen. Dieser dornige Baum, den es seit mehr als 25 Millionen Jahren gibt, zählt zu den ältesten Bäumen der Welt und wird auch als »Baum des Lebens« bezeichnet. Er gehört zur Familie der Breiapfel- oder Sapotengewächse (Sapotaceae) und kann bis zu 200 Jahre alt werden. Als Kulturpflanze gehört er zu den längsten Begleitern der Menschen. Heute wächst der Baum nur noch im Südwesten Marokkos. Hier, in diesem trockenen Gebiet, entwickelte er sich auf faszinierende Weise zu einem wahren Lebenskünstler, da seine Wurzeln bis zu 30 Meter tief in den ausgetrockneten Boden reichen.

Der Baum liefert den Berberstämmen, die südlich der marokkanischen Hafenstadt Agadir leben, eine wichtige Lebensgrundlage. Er spendet ihnen Schatten, versorgt die Menschen mit seinem Holz, seinen Blättern und seinen olivenartigen Früchten. Sogar die Tiere, insbesondere die Ziegen profitieren vom Arganbaum. Sie klettern in die knorrigen Bäume und fressen Blätter und Früchte. Aus den steinharten Samen wird das kostbare Arganöl gewonnen. Die Berberfrauen schlagen die Nüsse auf und holen mit der Hand die Samen aus der Schale.

Die Gewinnung von Arganöl ist harte Arbeit und extrem zeitaufwendig. Um nur einen einzigen Liter des gelblich-orangen Öls zu gewinnen, braucht man etwa 35 Kilogramm Früchte. Das erklärt, weshalb hochqualitatives Arganöl sehr teuer ist und den Namen »goldenes Öl Marokkos« trägt. Arganöl gilt sogar als eines der wertvollsten Lebensmittel der Welt. Weil es so selten ist, wird es gerne mit Trüffeln verglichen.

Die Berber Marokkos, die bis heute sehr stark in ihrem traditionellen Glauben verwurzelt sind, sehen in dem Öl ein Wundermittel, weil man damit verschiedenste akute Erkrankungen und chronische Beschwerden behandeln kann. Und was die Berber Magie nennen, bestätigt die westliche Wissenschaft. Sie führt die einzigartige und heilende Wirkung des Öls auf seine Inhaltsstoffe zurück. Hierzu zählen die Linolsäure mit ca. 30–40 Prozent, die Ölsäure mit ca. 38–48 Prozent sowie wertvolle Fettbegleitstoffe mit ca. 1–1,5 Prozent, vor allem Vitamin-E-Verbindungen (z. B. Alpha-Tocopherol), Phytosterole etc.

Arganöl wird an der Luft nicht so schnell ranzig und ist deshalb gut haltbar. Kühl und gut verschlossen gelagert, kann man das goldene Öl Marokkos ein gutes Jahr lang genießen.

Arganöl wird sowohl äußerlich als auch innerlich eingesetzt. Äußerlich angewendet wirkt es aufgrund seiner vielen Fettbegleitstoffe, insbesondere des Alpha-Tocopherols, der bekanntesten Vitamin-E-Form, wie ein natürlicher Schutz gegen Umwelteinflüsse wie z. B. intensiver Sonneneinstrahlung. Deshalb wird es prophylaktisch gerne als Hautpflegemittel gegen Hautkrebs eingesetzt. Darüber hinaus wird es auch verwendet bei Hautkrankheiten wie Neurodermitis, Ekzemen und Schuppenflechte. Es desinfiziert Wunden, verbessert die Wundheilung und nährt die Haut mit wichtigen Vitalstoffen. Innerlich angewendet beugt es Arteriosklerose vor, fördert die Durchblutung, senkt das Herzinfarktrisiko und hilft bei Herz-Kreislaufproblemen.

Distelöl

Die Distel, Färberdistel, Charthamus tinctorius, »falscher Safran« oder »Färbersaflor« genannt, stammt aus der Pflanzenfamilie der Korbblütler (Asteraceae) und wurde in unseren Breitengraden erstmalig vor 200 Jahren für die Gewinnung von Farben angebaut. Mittlerweile ist die Färberdistel weltweit auf großen Flächen, vor allem in Nord- und Südamerika und Australien zu finden und spielt wirtschaftlich gesehen in diesen Ländern eine große Rolle. Grundsätzlich wird die Färberdistel gerne in Ländern mit trockenem Klima angebaut, weil sich ihre Wurzeln bis zu zwei Meter tief in den trockenen Boden bohren. Dadurch lockern sie den Erdboden auf und erleichtern Folgesaaten.
Das goldgelb bis rötliche, kalt gepresste Distelöl hat mit rund 80 Prozent den höchsten Anteil an Linolsäure und wird darum auch gerne als Diätspeiseöl angeboten. Darüber hinaus enthält es ca. 13 Prozent Ölsäure, ca. 9 Prozent gesättigte Fettsäuren, ca. 0,5–1,5 Prozent Fettbegleitstoffe, besonders aus dem Vitamin-E-Komplex (Tocopherole), sowie Vitamin A.
Distelöl wird an der Luft relativ schnell ranzig. Optimal gelagert, d. h. bei Raumtemperatur und verschlossen, ist es deshalb etwa ein Jahr haltbar. Es ist sehr hitzeempfindlich und daher zum Braten nicht geeignet. Distelöl ist relativ preiswert, wodurch es zu einem qualitativ hochwertigen Speiseöl wird, das universell anwendbar ist.
Distelöl wird sowohl äußerlich als auch innerlich angewendet: Äußerlich angewendet hat es sich gut als Massage- und Badeöl bewährt. Innerlich angewendet unterstützt es den Fettstoffwechsel, den Zellaufbau und ein gesundes Wachstum. Darüber hinaus wirkt Distelöl in hohem Maße cho-

lesterinsenkend. Aufgrund seines hohen Linolsäureanteils sollte man es regelmäßig zu sich nehmen, denn der Organismus ist nicht in der Lage, Linolsäure selbst zu produzieren.

Tipp: Distelöl wird aufgrund seines extrem hohen Linolsäuregehalts an der Luft relativ schnell ranzig und ist nur begrenzt haltbar. Kaufen Sie deshalb am besten kleine Mengen, die Sie in kurzer Zeit verbrauchen.

Erdnussöl

Die Erdnuss, Arachis hypogaea, stammt ursprünglich aus Südamerika und gehört zur Pflanzenfamilie der Schmetterlingsblütler (Fabaceae). Von Peru gelangte die »Mani«, die »klappernde Nuss«, mit den portugiesischen und spanischen Eroberern nach Europa, wo sie bis zum heutigen Tag heiß geliebt wird. Botanisch betrachtet werden Erdnüsse oft fälschlicherweise den Nüssen zugeordnet, gehören aber zur Familie der Hülsenfrüchte. Die Pflanze kann eine Höhe von 70 Zentimetern erreichen, wobei sich die Blütenstiele nach dem Blühen in den Boden bohren. Dort wachsen ihre Hülsenfrüchte, die zwei bis sechs Samen tragen können. Da Erdnusspflanzen gerne von dem Pilz Aspergillus flavus befallen werden, werden die Nüsse nach der Ernte gedämpft oder geröstet und erhalten dadurch ihren typisch aromatischen Erdnussgeschmack.

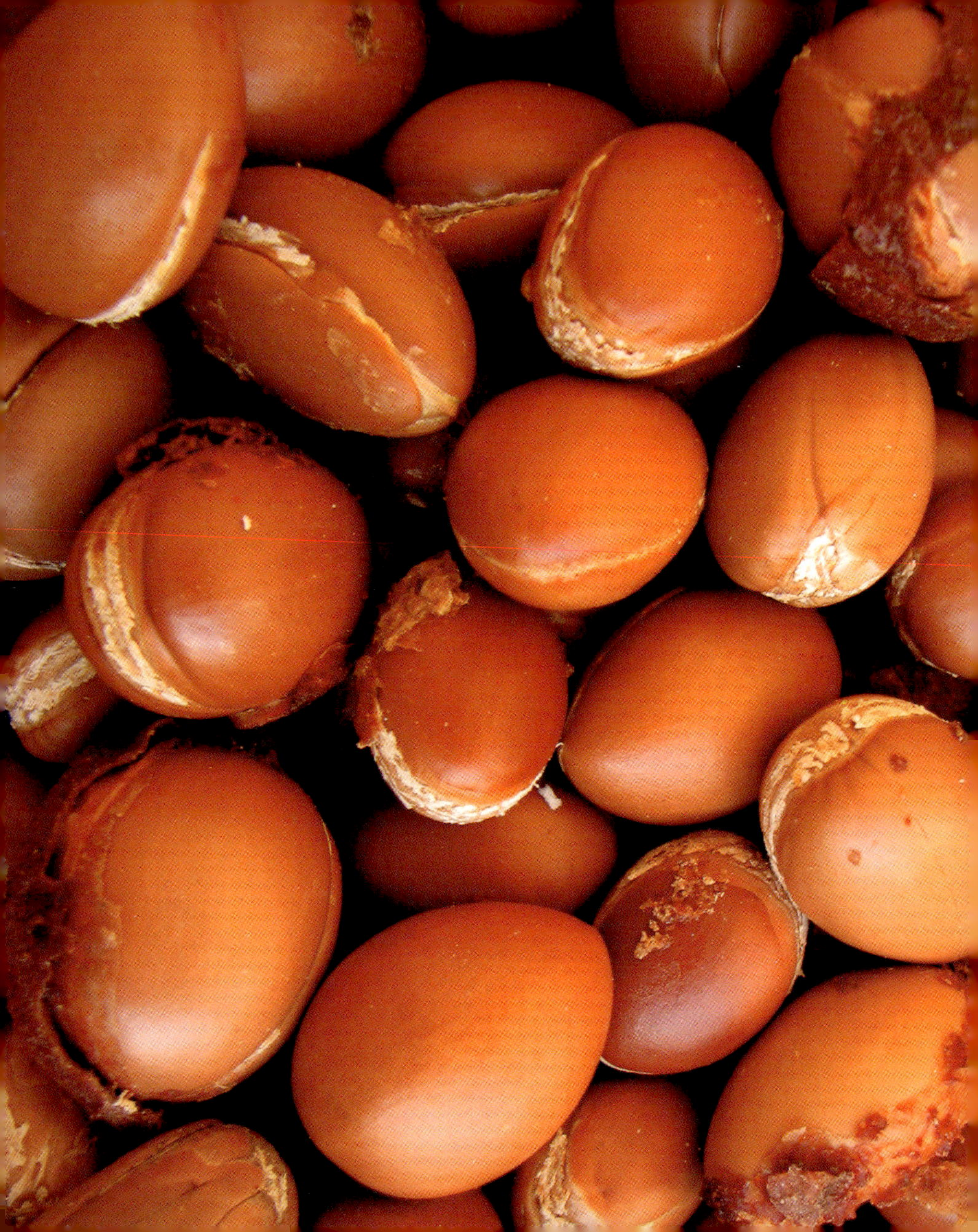

Erdnussöl enthält, abhängig vom Anbaugebiet, mit ca. 42–62 Prozent einen hohen Anteil an Ölsäure und mit ca. 24–43 Prozent einen hohen Linolsäureanteil. Außerdem enthält es 10–18 Prozent gesättigte Fettsäuren, vor allem Palmintinsäure, und bis zu einem Prozent Fettbegleitstoffe, wie z. B. Vitamine und Mineralstoffe.
Erdnussöl ist gut haltbar, da es an der Luft nicht schnell ranzig wird, und kann gekühlt und verschlossen gut ein Jahr verwendet werden. Durch seinen hohen Anteil an ungesättigten Fettsäuren kann Erdnussöl bis zu 230 Grad Celsius erhitzt werden und stellt daher eine gesunde Alternative zu festen Brat- und Frittierfetten dar.
Erdnussöl wird sowohl äußerlich als auch innerlich angewendet. Äußerlich als Hautpflegemittel angewendet, hilft Erdnussöl besonders bei Haarschuppen und Milchschorf am Kopf. Besonders erfolgreich wird es hier bei alten Menschen und Kleinkindern eingesetzt. Als Massageöl zieht es jedoch langsamer ein als andere Öle. Als Badezusatz lindert es bei trockener Haut chronische Ekzeme. Innerlich angewendet stärkt es die Schleimhäute des Darms, wirkt hormonell ausgleichend und zellerneuernd, schützt das Herz-Kreislauf- und das Gefäßsystem.

Hanföl

Hanföl wird gewonnen aus Cannabis sativa, das ursprünglich aus Zentralasien stammt und seit Jahrtausenden ernährungsphysiologisch zu den hochwertigsten Ölfrüchten zählt. Bis zum 2. Weltkrieg war Hanföl ein bekanntes Pflanzenöl, geriet danach aber durch die weltweite Marihua-

Zuerst wird das Fruchtfleisch entfernt, dann kann aus den nussartigen, extrem harten Kernen des Eisenholzbaumes Arganöl gewonnen werden.

na-Prohibition ins Abseits. Seit Mitte der 1990er-Jahre ist Hanfanbau wieder offiziell erlaubt, wobei die Samen mehr oder weniger frei von der Rauschdroge THC sind. Seitdem feiert der Nutzhanf sein Comeback als wertvoller Rohstofflieferant sowohl für hochwertige Fasern als auch Samen, aus denen das grün bis braunfarbige Öl gepresst wird. Die wichtigsten Anbaugebiete des Nutzhanfs sind heute in Europa.

Die Fettsäurezusammensetzung von Hanföl ist nahezu optimal: Linolsäure (ca. 54 Prozent) und Alpha-Linolensäure (ca. 17 Prozent) im Verhältnis von drei zu eins. Es enthält ca. vier Prozent Gamma-Linolensäure, ca. 13 Prozent Ölsäure, ca. zehn Prozent gesättigte Fettsäuren und 0,5–1 Prozent Fettbegleitstoffe. Aufgrund dieser einmaligen Kombination decken 15–20 Gramm Hanföl den Tagesbedarf eines Menschen an den wichtigsten ungesättigten Fettsäuren. Die besondere Zusammensetzung der Fettsäuren des Hanföls bringt eine Vielzahl von positiven pharmakologischen Wirkungen mit sich: Es wird der Aufbau neuer Zellstrukturen gefördert, regulierende Hormone werden hergestellt und das Immunsystem wird erhalten und aufgebaut. Eine weitere, eher umweltfreundliche Nebenerscheinung des Hanföls besteht darin, dass alle Pflanzenteile verwendet werden können, sodass überhaupt keine Abfälle übrig bleiben.

Einmal angebrochen, sollte Hanföl relativ schnell verbraucht werden, weil es an der Luft schnell ranzig wird. Gekühlt und verschlossen ist es ca. neun Monate lagerbar. Um die wertvollen Inhaltsstoffe zu bewahren, sollte Hanföl nicht erhitzt werden.

Durch den hohen Gehalt an dreifach ungesättigten Fettsäuren kann man die Heilkraft von Hanföl besonders äußerlich angewendet bei Hautproblemen, Neurodermitis und Allergien nutzen. Innerlich verabreicht man es zur Behandlung bzw. Vorbeugung von Arteriosklerose, es wirkt darüber hinaus krampflösend bei epileptischen Anfällen, Multipler Sklerose und chronischen Schmerzzuständen. Gute Erfolge konnten sowohl bei der Senkung des Cholesterinspiegels als auch beim Erhalt und Aufbau des Immunsystems erzielt werden. Der hohe Anteil an mehrfach ungesättigten Fettsäuren unterstützt die Hirnleistung und empfiehlt sich besonders in solchen Phasen, in denen ein klarer Kopf benötigt wird.

Info: Es ist noch nicht lange her, da standen Hanf-Arzneimittel in den USA an zweiter Stelle der verordneten Arzneimittel. Die aus Hanf hergestellten Medikamente wurden gegen Müdigkeit, Husten, Migräne, Krämpfe, Rheumatismus und Depressionen eingesetzt. Als Schmerzmittel wurde Hanf von Aspirin abgelöst.

Haselnussöl

Der Haselnussstrauch, Corylus avellana, gehört zur Pflanzenfamilie der Birkengewächse (Betulaceae). Die Haselnuss stammt als einzige Nuss aus Europa, wo sie überall zu finden ist. Die wichtigsten Anbaugebiete sind heute besonders Süd- und Mitteleuropa und die Türkei.
Haselnussöl gilt mit seinen ca. 78–90 Prozent Ölsäureanteil, ca. 3–14 Prozent Linolsäure, 3–8 Prozent gesättigten Fettsäuren (besonders reich an

Vitamin E) und ca. 0,5–0,7 Prozent Fettbegleitstoffen als vortrefflicher Energielieferant und ist besonders leicht verdaulich. In seiner Funktion als Energielieferant diente dieses kleine Kraftpaket an gesunden Inhaltsstoffen bereits vor Jahrtausenden als »Energie- oder Müsliriegel«, belebte nach Hungerzeiten den gesamten Organismus und gab allen Zellen Frische und Vitalität zurück – und sorgte auch für eine »starke Manneskraft«.

Haselnussöl ist gut haltbar, da es an der Luft nicht schnell ranzig wird. Gekühlt und verschlossen ist es ca. ein Jahr haltbar.

Aufgrund seines zart-nussigen Geschmacks und seiner frischen Duftnote verwöhnt dieses Öl besonders unsere Sinne. Es ist ein besonders gutes Hautpflegemittel und eignet sich aufgrund seines hohen Ölsäureanteils besonders gut als Massageöl. Äußerlich angewendet revitalisiert Haselnussöl die Haut und wird deshalb gerne für die Gesichtspflege und für Nasentropfen verwendet. Auch als Basisöl in der Aromatherapie wird es eingesetzt und aufgrund seines hohen Ölsäuregehalts besonders von solchen Patienten geschätzt, die unter Hautproblemen wie etwa empfindlicher und trockener Haut leiden.

Innerlich angewendet findet Haselnussöl primär seinen Einsatz in der gesunden Küche.

Kürbiskernöl

Kürbisse, Cucurbita maxima, aus der Pflanzenfamilie der Kürbisgewächse (Cucurbitaceae), aus denen Kürbiskernöl gewonnen wird, haben

ihren Ursprung in Mittelamerika. Inzwischen wird er aber weltweit angebaut. Heute liegen zwei Hauptanbaugebiete für erstklassiges Kürbiskernöl in der österreichischen Steiermark und in Ungarn. Die Gewinnung des Öls ist verglichen mit anderen Ölen sehr zeit- und arbeitsintensiv. Die Kerne des Kürbis müssen per Hand aus den Ölkürbissen geholt werden, bevor sie dann maschinell weiterverarbeitet, d. h. geröstet und gepresst werden können. Durch die Röstung entstehen die grünbraune Farbe und der typische Geschmack des Öls. Um etwa einen Liter dieses hoch geschätzten Öls herzustellen, braucht man ungefähr drei Kilo Kürbiskerne. Kalt gepresstes Kürbiskernöl schmeckt nicht nur delikat, sondern wird auch seiner heilenden Wirkung wegen geschätzt. Es besitzt gut 30–50 Prozent Ölsäure, ca. 40–50 Prozent Linolsäure, ca. 10–20 Prozent gesättigte Fettsäuren und ca. 1,5–3 Prozent Fettbegleitstoffe, davon ein hoher Anteil an Gamma-Tocopherol, Stereolen und Chlorophyll.
Kürbiskernöl ist aufgrund seiner Fettbegleitstoffe gut haltbar und kann, nachdem eine Flasche angebrochen worden ist, gut ein Jahr verschlossen lagern. Als äußerst empfindliches Öl sollte es nicht erhitzt werden. Das Besondere an Kürbiskernöl sind die ausgewogene Zusammensetzung und der intensiv-nussige Geschmack, der durch das Rösten entstanden ist und dem Öl eine besonders delikate Note verleiht.
Kürbiskernöl wird sowohl äußerlich als auch innerlich angewendet. Das Öl ist extrem hautpflegend aufgrund seines hohen Gamma-Tocopherolgehalts. Verwendet wird es deshalb gerne in Massageölen, Hautpflegemitteln, Seifen, Gesichts- und Haarpackungen. Innerlich angewendet setzt man Kürbiskernöl in der Volksmedizin gerne bei Blasenleiden und Prostatabeschwerden ein. In der Prophylaxe gegen Prostatakrebs hat es

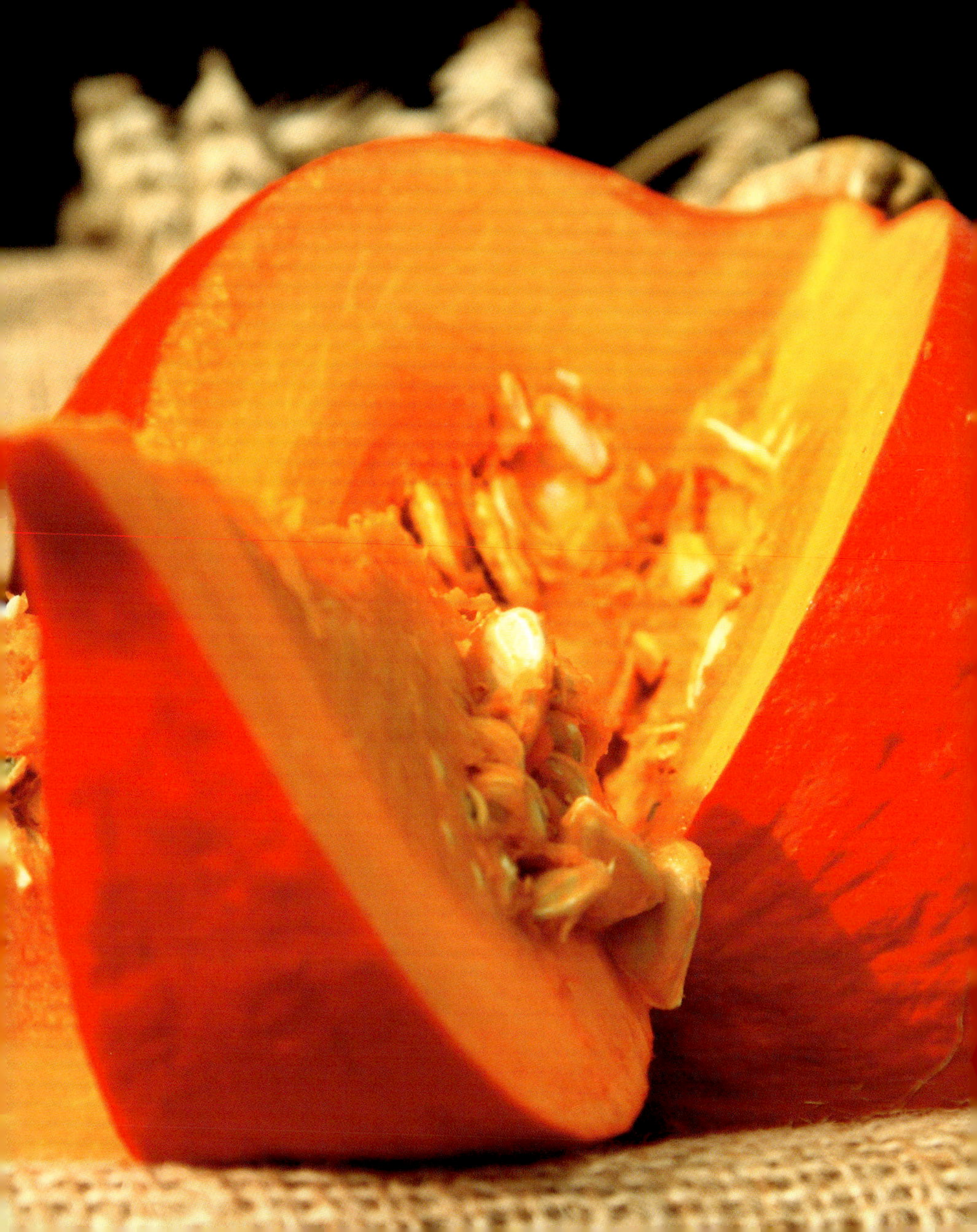

sich einen guten Namen gemacht. Das im Öl enthaltene Selen trägt bei innerer Anwendung zur Entgiftung des Körpers bei.

Tipp: Natives Kürbiskernöl besitzt einen hohen Anteil an mehrfach ungesättigten Fettsäuren und sollte deshalb keinen hohen Temperaturen ausgesetzt werden. Sie zerstören die Inhaltsstoffe und lassen das Öl bitter werden.

Leinöl

Lein, Linum usitatissimus, stammt aus der Pflanzenfamilie der Leingewächse (Linaceae) und ist seit Jahrtausenden als Heil- und Lebensmittel bekannt. Es wurde bereits in der jüngeren Steinzeit kultiviert, was 3 000 bis 4 000 Jahre alte Samen und Leingewebe belegen. Heute ist Lein, auch Flachs genannt, in ganz Europa zu finden. Das gelbliche Öl wird aus den Leinsamen, den reifen Samen des Leins gewonnen. Leinöl enthält mit ca. 58 Prozent einen ausgesprochen hohen Anteil an Alpha-Linolensäure, ca. 17 Prozent Ölsäure, ca. 15 Prozent Linolsäure und ca. zehn Prozent gesättigte Fettsäuren. Daneben auch ca. zwei Prozent Fettbegleitstoffe, darunter Schleimstoffe und Vitamin E. Aufgrund seines besonders hohen Gehalts an Omega-3-Fettsäure sollte es in keiner gesundheitsbewussten Küche fehlen.
Medizinisch angewendet gilt Leinöl, solange es nicht erhitzt wird, als

Drei Kilo Kerne müssen per Hand aus den Ölkürbissen geholt werden, um einen Liter Kürbiskernöl zu gewinnen.

eines der wirkungsvollsten und gesündesten Öle überhaupt. Was die Lagerung anbetrifft, so kann man es, weil es an der Luft schnell ranzig wird, einmal angebrochen nur sechs bis acht Wochen aufbewahren. Es verharzt an der Luft schnell, d. h. es bildet sich ein dünner Film. Dieser Effekt führt dazu, dass Leinöl ein wichtiger Bestandteil des Linoleums und aller Ölfarbanstriche ist.

In der Volksheilkunde wird es sowohl äußerlich als auch innerlich eingesetzt und man spricht Leinöl sogar medizinische Wunderkraft zu. Äußerlich angewendet hilft es bei Verbrennungen und findet seinen Einsatz bei der Pflege empfindlicher und kranker Haut. Innerlich wird es eingesetzt als beliebtes Hausmittel bei Husten und Magenbeschwerden. Hildegard von Bingen verabreichte es bei Katarrhen, Unterleibsschmerzen und Durchfall. Die moderne Ernährungswissenschaft schätzt es wegen seines hohen Anteils an Alpha-Linolensäure, die den Cholesterin-Stoffwechsel und den Aufbau der Zellmembranen unterstützt. Es heißt auch, dass Leinöl eine günstige Wirkung bei Brustkrebs aufweist. Leinöl in die Ernährung zu integrieren, wird deshalb sowohl als Prophylaxe als auch unterstützend zur ärztlichen Therapie in der Krebsnachsorge empfohlen.

Tipp: Leinöl ist nur sehr kurz haltbar. Deshalb sollten Sie nur kleine Portionen kaufen und eine angebrochene Flasche in sechs bis acht Wochen verbrauchen.

Mandelöl

Der Mandelbaum, auch Süßmandelbaum, Prunus dulcis var. dulcis, gehört zur Pflanzenfamilie der Rosengewächse (Rosaceae), wird seit Jahrtausenden in Asien kultiviert und ist heute darüber hinaus auch im Süden Europas und in Ägypten zu finden, wo er das menschliche Auge im Frühling mit seinen Blüten verwöhnt. Mandelöle wurden bereits im Altertum geschätzt und hatten in der Schönheitspflege einen festen Platz. Mandelöl zählt durch seine hochwertigen Inhaltsstoffe wie ca. 75–80 Prozent Ölsäure, ca. 18–20 Prozent Linolsäure, ca. 4–6 Prozent gesättigte Fettsäuren, ca. 1–1,5 Prozent Fettbegleitstoffen (fast ausschließlich Alpha-Tocopherol) zu den besonders wertvollen Ölen.
Mandelöl wird trotz des hohen Ölsäuregehalts an der Luft schnell ranzig. Kühl gelagert und im Dunkeln verschlossen ist es ca. ein Jahr haltbar. Um die Wirkstoffe zu erhalten, sollte das Öl nicht stark erhitzt werden.
Mandelöl wird besonders in der Naturkosmetik geschätzt, weil sein hoher Ölsäuregehalt dazu beiträgt, dass die Haut weich und geschmeidig bleibt. Neben seinem äußerlichen Einsatz als Massageöl wird hochwertiges Mandelöl auch gerne bei der Behandlung von Juckreiz, oberflächlichen Verbrennungen und Narben eingesetzt und sorgt durch seinen Gehalt an Vitamin E für eine glatte Haut. Die im Mandelöl enthaltene Linolsäure hemmt die Verhornungsvorgänge der Haut und macht sie widerstandsfähiger gegen Infektionen. Innerlich angewendet findet man Mandelöl primär in der Küche.

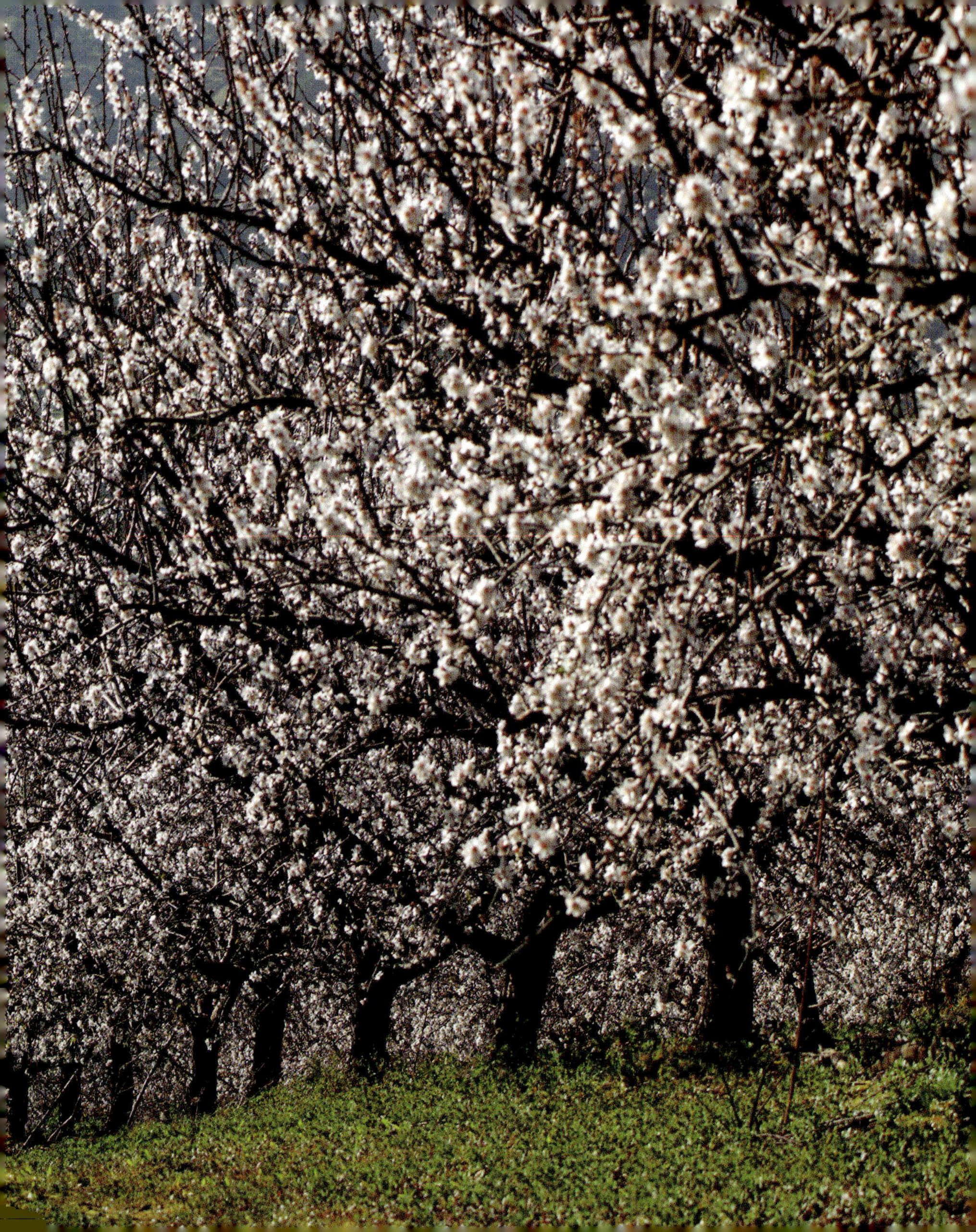

Olivenöl

Der Olivenbaum, Olea europaea, stammt aus der Pflanzenfamilie der Ölbaumgewächse (Oleaceae). Ursprünglich wuchs der Ölbaum als kleines, dorniges Gewächs mit Früchten, die nur einen relativ geringen Ölgehalt besaßen. Er wurde erstmals vor rund 6000 Jahren von Palästinensern kultiviert. Seit mindestens 2500 v. Chr. betreibt Kreta den Ölanbau. Heute wächst der Ölbaum auch in den USA, in Südamerika, Australien und China.

Die Ernte der Oliven ist auch heute in bergigen und hügeligen Gegenden sehr aufwendig, da sie größtenteils von Hand passiert. Oft wird auf den schmalen Terrassen der steilen Hänge, an denen die Bäume stehen, die Ernte zur reinen Kletter- und Knochenarbeit. Die hohen Kosten eines guten Olivenöls gehen deshalb auch auf die Ernte und die Baumpflege zurück. Das hängt unter anderem damit zusammen, dass die Olive eine sehr empfindliche Frucht ist, die unverletzt geerntet werden muss, weil sonst die Qualität des Öls maßgeblich in Mitleidenschaft gezogen wird. Die Früchte werden mit Stöcken von den Bäumen geschlagen und fallen dann in feinmaschige Netze, die unter den Ölbäumen aufgespannt werden. Aus ihnen werden die Oliven dann per Hand aufgesammelt. Für das allerbeste Öl hingegen werden die Oliven sogar per Hand vom Baum geerntet.

In Gebieten, wo die Bäume in flachen Tälern angebaut werden, ist die Ernte hingegen etwas leichter, weil hier große Kämme durch die Baumkronen gezogen werden können oder Rüttelmaschinen zum Einsatz kommen. Aber auch hier werden die Oliven in Netzen aufgegangen, um

Mandelöl ist für die Hautpflege besonders geeignet, und auch die Blüte der Mandelbäume ist sehenswert.

die Beschädigung der Früchte zu vermeiden. Darüber hinaus mindert auch ein zu langer Bodenkontakt die Qualität der Früchte. Und diese Qualität ist das A und O für die Qualität des zu gewinnenden Olivenöls.
Im Jahre 1988 gab es einen Skandal mit Olivenöl, der dazu geführt hat, dass es zu EU-Verordnungen gekommen ist, um die Verbraucher hinsichtlich der Qualität zu schützen. Unterschieden wird seitdem in:

1. *Natives Olivenöl extra:* Dieses Öl steht für höchste Qualität. Es ist von feinstem, einwandfreiem Geschmack.
2. *Natives Olivenöl:* Es sollte ebenfalls keinen kratzigen Geschmack aufweisen.
3. *Olivenöl:* Gemeint ist hiermit eine Mischung aus nativen und raffinierten Pflanzenölen. Hierbei können die Mischungsverhältnisse sehr unterschiedlich sein, da sie nicht vorgeschrieben sind.

Olivenöl hat einen hohen Anteil an Ölsäure (ca. 75 Prozent), ca. 15 Prozent gesättigte Fettsäuren, ca. zehn Prozent Linolsäure und ca. 0,5–1,5 Prozent Fettbegleitstoffe, u. a. Phytosterole, phenolische Verbindungen und Vitamin-E-Komplex.
Olivenöl wird an der Luft nicht so schnell ranzig. Kühl und verschlossen ist es ein Jahr haltbar.
Olivenöl kommt sehr vielseitig zum Einsatz. Äußerlich angewendet verbessert es bei kleineren Hautverletzungen wie Insektenstichen und Quetschungen die Heilung. Auch für die Hautpflege und Massagen ist Olivenöl gut geeignet.
Innerlich verabreicht unterstützt es das Herz-Kreislauf-System, verbessert die Schilddrüsenfunktion und reguliert den Cholesteringehalt im Blut. In der Volksheilkunde setzt man es auch bei rheumatischen Er-

krankungen und anderen Leiden des Bewegungsapparates ein. Ideale Anwendung findet es auch in der gesundheitlich ausgerichtenen Küche.

Rapsöl

Raps, Brassica napus, stammt aus der Pflanzenfamilie der Kreuzblütler (Brassicaceae). Wer an Raps denkt, wird wahrscheinlich blühende Rapsfelder vor Augen haben, ohne vielleicht zu wissen, dass Raps zu den wichtigsten einheimischen Ölpflanzen zählt. Im 18. Jahrhundert machte es zuerst als Schmier- und Brennstoff Karriere, verlor dann aber mit dem Aufkommen des Mineralöls für technische Anwendungen an wirtschaftlicher Bedeutung. Mittlerweile erlebt es eine Renaissance und macht sich neuerdings als Kraftstoff durch die ausgeglichene CO_2-Bilanz verdient.

Ende letzten Jahrhunderts wurde es als Nahrungsmittel wieder entdeckt und seine Nachfrage steigt bis heute stetig. Rapsöl wird heute in erster Linie zur Herstellung von Speisefetten wie Margarine und – in unveränderter Form – als Speiseöl genutzt. Mittlerweile gibt es aber auch ausgezeichnetes kalt gepresstes Rapsöl, das als eine besonders gesunde Delikatesse besonders von Ökotrophologen geschätzt wird.

Die Kombination von einem außergewöhnlich hohen Anteil an ungesättigter Ölsäure (ca. 60 Prozent), Alpha-Linolensäure (ca. 9 Prozent), und Linolsäure (zum Teil bis 20 Prozent), macht es zu einem einzigartigen Heilmittel. Darüber hinaus enthält Rapsöl Fettbegleitstoffe wie Carotin und Vitamin E, wodurch es ernährungsphysiologisch besonders wertvoll ist.

Rapsöl ist nicht sonderlich lang haltbar, weil es an der Luft schnell ranzig wird. Kühl verschlossen und vor Licht geschützt, kann es ca. ein Jahr gelagert werden.
Rapsöl wird sowohl äußerlich als auch innerlich angewendet. Durch seine außergewöhnliche Zusammensetzung ist es ein wundervolles Massage- und Hautpflegeöl. Es pflegt nicht nur besonders gut, sondern beruhigt auch noch entzündete Haut. Prädestiniert ist es für Baby- und Kinderhaut. Innerlich verabreicht schätzt man es, weil es den Stoffwechsel anregt, überschüssiges Fett abbaut, die Sauerstoffaufnahme und den Aufbau der Zellmembran verbessert und den Cholesteringehalt im Blut reguliert.

Sesamöl

Sesam, Sesamum indicum, stammt aus der Pflanzenfamilie der Pedaliengewächse (Pedaliaceae) und hat seinen Ursprung in Indien. Sesampflanzen werden bis zu einem Meter groß und haben Kapseln, in denen sich zahlreiche Samen befinden. Ihre Ernte ist allerdings nicht einfach: Für ihre Reifung brauchen die Kapseln unterschiedlich lange. Sobald sie reif sind, platzen die Kapseln und zerstreuen die Samen. Aus diesem Grund erfolgt die Ernte per Hand und ist entsprechend aufwendig. Mittlerweile wird Sesam in ganz Asien, Afrika und Südeuropa kultiviert. Früher wurde das Öl, das aus den Samen der Pflanze gewonnen wird, nach der Pressung extrahiert und raffiniert. Heute gibt es aber auch Sesamöle, die ausschließlich kalt gepresst und filtriert werden. Diese Öle sind zu

hochwertigen Speiseölen avanciert und geben gleichzeitig ein edles Hautöl ab. Aufgrund seiner aufwendigen manuellen Herstellung ist hochwertiges Sesamöl verhältnismäßig teuer.
Sesamöl enthält bis zu 50 Prozent Ölsäure und bis zu 44 Prozent Linolsäure, ca. 14 Prozent gesättigte Fettsäuren und Fettbegleitstoffe, wie phenolische Verbindungen, Phytosterole, Lignane, Lecithin und Tocopherole. Die ausgewogene Zusammensetzung macht es zu einer gesunden Delikatesse in der Küche. Es ist gut haltbar und kann auch behutsam erhitzt werden. Sesamöl hat einen leicht süßlichen Geschmack. Der Vorteil des Öls ist, dass es durch seinen hohen Anteil an verschiedenen Antioxidantien kaum ranzig wird, sein Nachteil, dass es sein Aroma relativ schnell verliert.
In Indien, insbesondere im Ayurveda, gilt Sesamöl als eines der wichtigsten Pflege- und Heilmittel schlechthin. Aus diesem Grund findet man hier zahlreiche äußerliche therapeutische Anwendungen mit Sesamöl, weil es in der Lage ist, die pflegenden Substanzen in die Haut einzuschleusen und Giftstoffe aus dem Körper zu ziehen. Darüber hinaus enthält es einen natürlichen Lichtschutzfaktor 2.
Aufgrund seines hohen Anteils von Linol- und Ölsäure unterstützt Sesamöl zahlreiche Stoffwechselvorgänge im Körper und wird gerne innerlich als Nerventonikum eingesetzt, weil es beruhigend, stärkend und erdend wirkt. Es unterstützt die geistigen Leistungen und fördert das Denkvermögen.

Sonnenblumenöl

Die Sonnenblume, Helianthus annuus, stammt aus der Pflanzenfamilie der Korbblütler (Asteraceae) und wurde in Nordamerika, wo sie ihren Ursprung hat, bereits vor drei bis vier Jahrtausenden zur Ölgewinnung eingesetzt. Die nordamerikanischen Indianer, die für alle Pflanzen eine große Wertschätzung empfanden, nannten die Sonnenblume eine »gesegnete« Pflanze. Heute wird die Sonnenblume weltweit angebaut, wobei sie besonders günstige klimatische Voraussetzungen in Russland findet. Dort wird Sonnenblumenöl in einigen Regionen auch als »Fastenöl« bezeichnet. Früher mussten die russischen Bauern nämlich, nach den strengen Regeln der russisch-orthodoxen Kirche, fast drei Viertel des Jahres fasten. Während dieser Zeit verwendeten sie Sonnenblumenöl als Ersatz für tierische Fette, welche während der Fastenzeit verboten waren. Ohne es zu wissen, trugen die Bauern durch den hohen Konsum von Sonnenblumenöl wesentlich zur Erhaltung ihrer Gesundheit bei.

Je nach Temperatur beim Heranwachsen der Pflanze enthält Sonnenblumenöl bis zu 77 Prozent Linolsäure. Das klare, helle, goldgelbe Öl mit seinem milden Geschmack enthält aber auch viel Ölsäure (24–40 Prozent), ca. 12 Prozent gesättigte Fettsäuren sowie die für den Zellstoffwechsel wichtigen Fettbegleitstoffe (0,5–1,5 Prozent) wie Lecithin und Tocopherole. Sonnenblumenöl wird an der Luft schnell ranzig. Auch sollte man darauf achten, dass man natives Sonnenblumenöl nicht stark erhitzt.

Sonnenblumenöl wird äußerlich und innerlich angewendet. Es ist ein ideales Basisöl für Massageöle. Innerlich angewendet ist es empfehlenswert für die Ölziehkur, weil es viele Schlacken und Schadstoffe im Mund binden kann. Aufgrund des hohen Anteils an mehrfach ungesättigten Fettsäuren und deren entzündungshemmender Wirkung wird es bei entzündlichen Erkrankungen des Zentralnervensystems wie Multipler Sklerose empfohlen und ist für den Zellaufbau und ein gesundes Wachstum unentbehrlich. Es unterstützt – regelmäßig eingenommen – das Immunsystem des Darms und stärkt und regeneriert seine Schleimhäute.

Walnussöl

Ursprünglich kommt der bis zu 20 Meter hohe Walnussbaum, Juglans regia, der aus der Familie der Walnussgewächse (Juglandaceae) stammt, aus Mittelasien. Erst durch Karl den Großen gelangte er nach Europa und wird seitdem auch hier kultiviert. Die wichtigsten Anbaugebiete heute sind Mittel- und Südeuropa sowie Nord- und Südamerika.
Walnussöl wird aus den reifen und zum Teil gerösteten Nüssen hergestellt. Das blasse, hellgelbe dünnflüssige Öl besitzt ca. 42–72 Prozent Linolsäure, ca. 20 Prozent Ölsäure, 3–16 Prozent Alpha-Linolensäure, ca. acht Prozent gesättigte Fettsäuren und 0,2–0,4 Prozent Fettbegleitstoffe, u. a. Lecithin, Vitamin E und die Provitamine A und D.
Walnussöl wird an der Luft relativ schnell ranzig und sollte deshalb innerhalb kurzer Zeit aufgebraucht werden. Kühl und verschlossen kann es ein Jahr gelagert werden. Aufgrund seiner hochwirksamen Inhaltsstoffe sollte es nicht erhitzt werden.
Walnussöle gehören in die Gourmetküche. Besonders delikate Öle, die dort meistens aus gerösteten Walnüssen hergestellt werden, findet man

in Frankreich. Bei manchen Herstellern kann man kleine Proben – ähnlich der Weinprobe – erhalten.
Walnussöl wird äußerlich besonders gerne zur Hautpflege angewendet, weil es schnell in die Haut einzieht. Innerlich angewendet verbessert es den Zellstoffwechsel und stärkt das Immunsystem. Es steigert die körperliche und geistige Leistungsfähigkeit und bringt so manches Gehirn auf Vordermann.

Pflanzenöle und ihre Anteile an Fettsäuren

Arganöl	Linolsäure ca. 30–40 %
	Ölsäure ca. 38–48 %
	gesättigte Fettsäuren ca. 15–23 %
	Fettbegleitstoffe ca. 1–1,5 %
Distelöl	Linolsäure ca. 80 %
	Ölsäure ca. 13 %
	gesättigte Fettsäuren ca. 9 %
	Fettbegleitstoffe ca. 0,5–1,5 %
	(Vitamin-E-Komplex (Tocopherole)
	sowie Vitamin A)
Erdnussöl	Ölsäure ca. 42–62 %
	Linolsäure ca. 24–43 %
	gesättigte Fettsäuren ca. 10–18 %
	(u. a. Palmitinsäure)
	Fettbegleitstoffe bis 1 %

Hanföl	Linolsäure ca. 54 % Alpha-Linolensäure ca. 17 % Ölsäure ca. 13 % gesättigte Fettsäuren ca. 10 % Gamma-Linolensäure ca. 4 % Fettbegleitstoffe 0,5–1 %
Haselnussöl	Ölsäure ca. 78–90 % Linolsäure ca. 3–14 % gesättigte Fettsäuren ca. 3–8 % Fettbegleitstoffe ca. 0,5–0,7 %
Kürbiskernöl	Ölsäure ca. 30–50 % Linolsäure ca. 40–50 % gesättigte Fettsäuren ca. 10–20 % Fettbegleitstoffe ca. 1,5–3 % (u. a. Gamma-Tocopherol, Stereolen, Chlorophyll)
Leinöl	Alpha-Linolensäure ca. 58 % Ölsäure ca. 17 % Linolsäure ca. 15 % gesättigte Fettsäuren ca. 10 % Fettbegleitstoffe ca. 2 % (u. a. Schleimstoffe und Vitamin E)
Mandelöl	Ölsäure ca. 75–80 % Linolsäure ca. 18–20 % gesättigte Fettsäuren ca. 4–6 %

	Fettbegleitstoffe ca. 1–1,5 % (fast ausschließlich Alpha-Tocopherol)
Olivenöl	Ölsäure ca. 75 % gesättigte Fettsäuren ca. 15 % Linolsäure ca. 10 % Fettbegleitstoffe ca. 0,5–1,5 % (u. a. Phytosterole, phenolische Verbindungen, Vitamin-E-Komplex)
Rapsöl	Ölsäure ca. 60 % Linolsäure ca. 19 % gesättigte Fettsäuren ca. 13 % Alpha-Linolensäure ca. 9 % Fettbegleitstoffe bis 1,5 % (u. a. Carotin, Vitamin E, Vitamin K, Provitamin A)
Sesamöl	Ölsäure ca. 42–50 % Linolsäure ca. 38–44 % gesättigte Fettsäuren ca. 14 % Fettbegleitstoffe (phenolische Verbindungen, Phytosterole, Lignane, Lecithin, Tocopherole)
Sonnenblumenöl	Linolsäurewerte sind abhängig von der Temperatur beim Heranwachsen der Pflanzen und variieren deshalb bis zu 77 % Ölsäure ca. 24–40 % gesättigte Fettsäuren ca. 12 %

	Fettbegleitstoffe ca. 0,5–15 % (u. a. Vitamin E, Carotinoide, Lecithin, Phytosterole)
Walnussöl	Linolsäure ca. 42–72 % Ölsäure ca. 20 % Alpha-Linolensäure 3–16 % gesättigte Fettsäuren ca. 8 % Fettbegleitstoffe 0,2–0,4 % (u. a. Lecithin, Vitamin E, Provitamin A und D)

Quelle: von Braunschweig, Ruth: Pflanzenöle. Qualität, Anwendung und Wirkung. Wiggensbach, 2007

Heilen mit Pflanzenölen

Wie Sie bereits im letzten Kapitel sehen konnten, werden kalt gepresste Pflanzenöle gegen mannigfaltige Beschwerden und Krankheiten eingesetzt. Und trotzdem handelt es sich bei Ölen, mögen sie von ihrer Zusammensetzung auch noch so wertvoll sein, nicht um »Medikamente«. Pflanzenöle sind Nahrungsmittel mit einer heilsamen Wirkung, sind natürliche Lebensmittel in einem umfangreichen Sinn. Pflanzenöle sind Geschenke des Himmels, die uns nähren, vor verschiedenen Krankheiten schützen und uns bei der Heilung von Krankheiten unterstützen können. Regelmäßig angewendet können die hier im Buch aufgeführten Öle uns von Schlackenstoffen befreien, uns auf natürliche, sehr sanfte Weise bei der Stärkung des Immunsystems und der Wiedergewinnung von Gesundheit unterstützen.
In diesem Kapitel wird anhand praktischer Anwendungen gezeigt, wie Sie die unterschiedlichen Öle zum Wohl Ihrer körperlichen Gesundheit und geistigen und seelischen Balance einsetzen können. Einige Anwendungen sind »pur« und bestehen nur aus kalt gepresstem Pflanzenöl, andere Behandlungen werden dagegen mit Kombinationen aus Öl und anderen Zutaten durchgeführt. Wie, wo und wann die hochwertigen Öle zum Einsatz kommen, hängt ganz davon ab, welches Symptom Sie akut behandeln, lindern oder heilen wollen oder welchem gesundheitlichen Problem Sie prophylaktisch vorbeugen möchten. Probieren Sie es aus! Machen Sie die köstlichen, heilenden und gesunden Pflanzenöle zu einem Bestandteil Ihrer Hausapotheke und, noch besser, zum Be-

Die richtige Menge entscheidet auch beim Öl über die Wirkung.

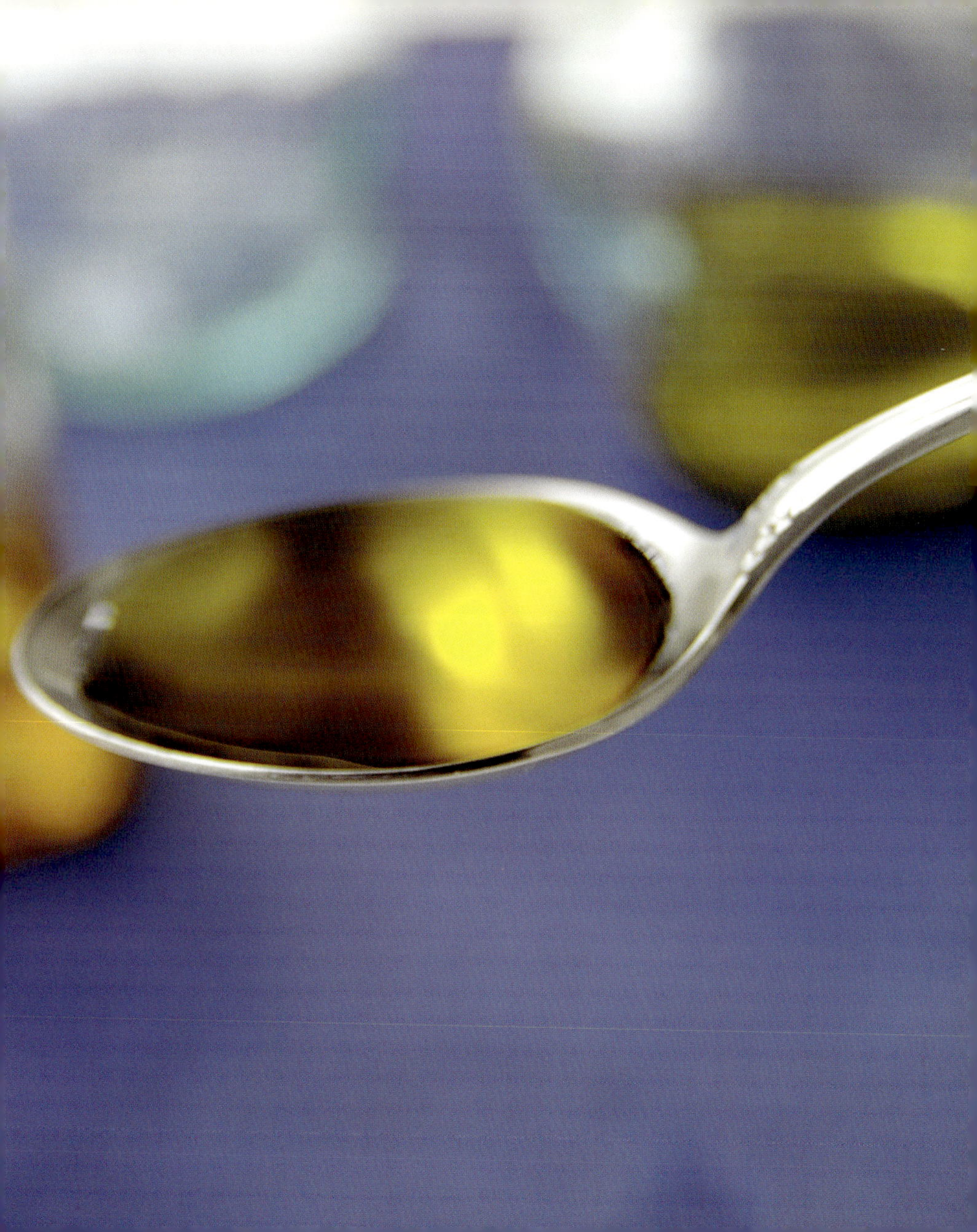

standteil Ihres Lebens, damit Sie bis ins hohe Alter gesund und munter bleiben.

Es versteht sich von selbst – soll aber an dieser Stelle noch einmal erwähnt werden –, dass die hier aufgeführten Anwendungen keinen Ersatz für eine Untersuchung bei einem Arzt oder bei einem Heilpraktiker darstellen. Und natürlich ersetzen sie auch nicht deren medizinische Verordnungen!
Alle Anwendungen stellen vielmehr eine sinnvolle, sanfte Ergänzung Ihrer Behandlungen dar, weil sie sich seit vielen Jahrtausenden in der Volksmedizin bewährt haben.

Die richtige Menge

Auf den folgenden Seiten finden Sie zahlreiche Anwendungsmöglichkeiten für die unterschiedlichen Pflanzenöle. Manche Anwendungen sind einmalig, andere sollten über einen längeren Zeitraum durchgeführt werden. Für eine einmalige Anwendung brauchen Sie manchmal nur ein paar Tropfen, maximal ein paar Esslöffel des Öls. Bereiten Sie in diesem Fall nicht unnötig viel Öl zu, besonders dann nicht, wenn es nur begrenzt haltbar ist. Geben Sie lieber die angegebene Menge in die gewaschene Handinnenfläche und mischen Sie dann die Zusätze, wie z. B. ein ätherisches Öl, mit den Fingern der anderen Hand unter das Basisöl. Dadurch bleibt die Entfaltung der jeweiligen heilenden Wirkstoffe am besten gewährleistet. Benötigen Sie hingegen größere Mengen einer Pflanzenölmischung, dann lohnt es sich, so viel Heilöl zuzubereiten, dass Sie es in einer dunklen, fest verschlossenen Flasche lagern können.

Folgende Mengenangaben sollen Ihnen als Orientierung dienen:
1 EL Speiseöl sind etwa 4 ml
40 Tropfen ätherisches Öl sind etwa 1 ml

Einige Rezepte werden durch Heilkräuter ergänzt, die Sie am besten mit einer Briefwaage wiegen oder mit einer Tasse abmessen.

Kamillenblüten:	1/2 Tasse entspricht ca. 10 g
Ringelblumen:	1 Tasse entspricht ca. 5–6 g
Süßholzwurzeln:	1/2 Tasse entspricht ca. 25–27 g

Ätherische Öle – Zusätze für die Behandlung

Ätherische Öle sind für einige Anwendungen eine wirkungsvolle Ergänzung. Sie beruhigen oder vitalisieren alleine durch ihren Duft, unterstützen den körperlichen Heilungsprozess und das seelische Wohlempfinden. Ihre hohe Wirksamkeit erklärt sich dadurch, dass sie die Kraft der Pflanzen in konzentrierter Form enthalten. Ätherische Öle sind, wie Sie feststellen werden, flüchtig. Das Wort »ätherisch«, vom griechischen Wort »aither«, beschreibt dieses Charakteristikum. Sie verdunsten schnell und steigen bildlich himmelwärts.

Ätherische Öle können auch Nebenwirkungen haben. Vorsicht geraten ist in folgenden Fällen:

- **Vorsicht bei Allergien!**
  Viele Menschen reagieren auf bestimmte Substanzen allergisch. Da es sich bei ätherischen Ölen um hochkonzentrierte Stoffe handelt, können sie bei empfindlichen Menschen Allergien auslösen. Ein Test lohnt sich: Mischen Sie einen Tropfen ätherisches Öl in etwa zehn Tropfen Basisöl, von dem Sie wissen, dass Sie es vertragen. Verreiben Sie die Mischung in der Ellenbeuge. Rötet sich die Haut, dann ist es besser, auf dieses ätherische Öl zu verzichten.
- **Vorsicht bei Kindern!**
  Der Geruchssinn von Säuglingen ist sehr ausgeprägt, wodurch die Wirkung von ätherischen Ölen auf ihren kleinen Organismus wesentlich stärker ist als bei Erwachsenen. Setzen Sie die Öle deshalb nur sehr gezielt ein und achten Sie auch auf eine entsprechend geringe Dosierung!
- **Achtung bei homöopathischer Behandlung!**
  Ätherische Öle können die Wirkung homöopathischer Mittel beeinflussen, in manchen Fällen sogar aufheben. Dies gilt vor allen Dingen für Kampfer, Pfefferminze, Thymian und Kamille.

Mit Heilkräutern wie Arnika oder Johanniskraut lassen sich Ölauszüge herstellen, die vielseitig einzusetzen sind.

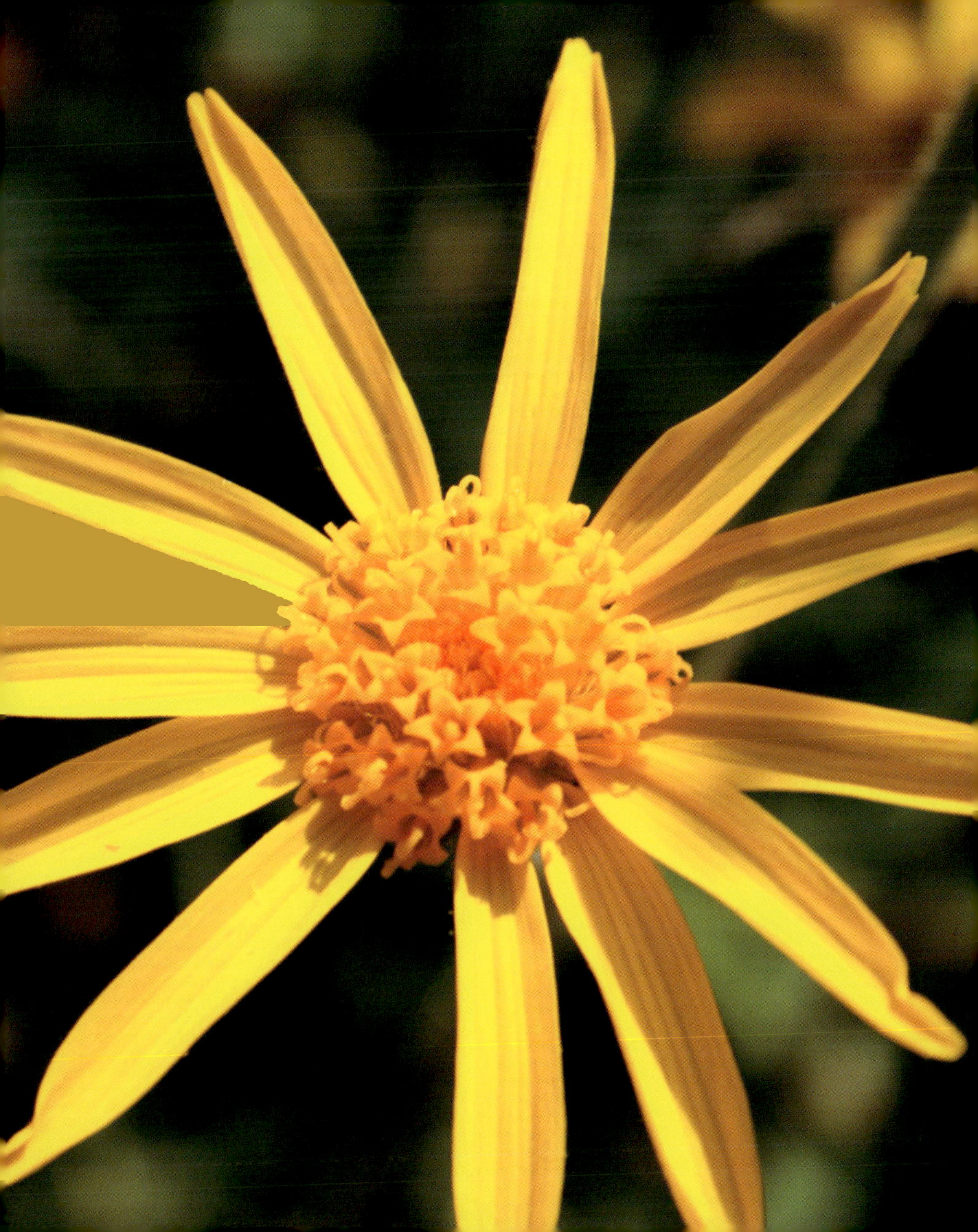

Die wichtigsten Öl-Anwendungen

Im Folgenden werden, in alphabethischer Reihenfolge, verschiedene Ölanwendungen wie Einreibungen, Massagen, Ölauszug, Öltücher, Ölwickel und Ölziehkur beschrieben. In den folgenden Kapiteln tauchen sie oft als Bestandteil einer Heilbehandlung auf, werden dann aber nicht mehr ausführlich beschrieben. Im Rezept finden Sie nur noch den jeweiligen Namen.

Ölmassagen sind besonders wirkungsvolle Heilanwendungen, die Körper und Seele gut tun. Ihnen ist deshalb ein eigenes Kapitel (siehe S. 110) gewidmet.

Einreibungen

Zur Entspannung oder zur Schmerzlinderung sind Einreibungen mit entsprechenden Ölen besonders tauglich. Reiben Sie das entsprechende Heilöl durch sanfte oder kräftige Massagebewegungen in die betroffene Hautregion ein.

Massagen

Der Unterschied zwischen Einreibung und Massage ist die Dauer und die Intensität der Behandlung. Um schmerzende Muskeln, Gelenke und Sehnen wirksam zu behandeln, empfehlen sich Massagen mit Sesamöl, Sonnenblumenöl, Olivenöl oder Leinöl. Angereichert mit durchblutungsfördernden ätherischen Ölen sind sie eine Wohltat für den Körper. Zum einen sind es die Ingredienzien der heilenden Öle selbst, die durch die Massage zur Entspannung der jeweiligen Körperregion oder zur Entschlackung des Gewebes führen, zum anderen trägt auch die wohlwollende, liebevolle Berührung während der Massage dazu bei, dass der Schmerz nachlässt. Leichte Massagen können Sie auch ohne den Besuch eines Kurses selber machen: Massieren Sie das Heilöl sanft und mit leichtem Druck solange ein, bis sich eine entspannende und schmerzstillende Wirkung einstellt.

Basisöle und detaillierte Informationen über Massagetechniken und Wirkungen finden Sie ab Seite 110.

Ölauszug

Einen Ölauszug benötigen Sie für Einreibungen und Massagen. Nehmen Sie ein sauberes Glas, in das Sie die gewünschten Pflanzenanteile hineinlegen. Füllen Sie es anschließend mit dem angegebenen Öl so weit auf, bis alle Pflanzenanteile vollständig vom Öl bedeckt sind. Verschließen Sie das Glas gut und bewahren Sie es an einem warmen, dunklen Ort mit Zimmertemperatur für etwa drei bis vier Wochen auf. Schütteln Sie das Öl während dieser Zeit ruhig ab und zu hin und her und machen Sie auch hin und wieder einen Riechtest, um zu überprüfen, ob das Öl bereits den Geruch der Heilkräuter angenommen hat. Filtern Sie den Sud dann durch ein Sieb in ein neues, sauberes Glas. Benötigen Sie das Öl nicht sofort, können Sie es im Kühlschrank lagern. Solange es nicht ranzig ist, kann sich seine Qualität nur verbessern. Ätherische Öle sollten Sie erst nach dem Filtern zum Sud hinzufügen.

Wichtiger als die genaue Menge ist, dass Sie die Heilkräuter vollständig mit Öl bedecken!

Öltücher

Bei Muskel- und Gelenkbeschwerden tragen Öltücher erfahrungsgemäß zu einer besseren Heilung bei. Legen Sie einige Baumwoll- oder Papiertücher in eine Tupperdose und übergießen Sie die Tücher vollständig mit einem Ölauszug. Schichten Sie die Tücher anschließend so lange um, bis sie das Öl vollständig aufgesogen haben. Normalerweise reichen 100 ml eines Ölauszugs für zehn Stoff- oder Papiertaschentücher. Verschließen

Sie die Dose, bewahren Sie sie an einem ruhigen Ort auf und verwenden Sie die Öltücher bei Bedarf.

Anwendung: Legen Sie ein Öltuch bei Bedarf vorsichtig auf die schmerzende Stelle und decken Sie es mit einem kleinen Frotteetuch, Waschlappen oder Baumwolltuch ab. Fixieren Sie beides dann mit einer Bandage. Entfernen Sie es nach frühestens zwei Stunden, spätestens nach einer ganzen Nacht. Wiederholen Sie die Anwendung so lange, bis die Beschwerden vollends abgeklungen sind. Sowohl das Frottiertuch als auch die Bandage können Sie mehrfach benutzen.

Achtung: Wenn Sie Öltücher aus Leinen verwenden, müssen Sie die Dose sicher und vollständig verschließen, denn sie könnten sich selbst entzünden!

Ölwickel

Zur Linderung starker Beschwerden haben sich Ölwickel bewährt. Legen Sie als Erstes unter die zu behandelnde Stelle eine Plastikfolie und ein altes Handtuch, um die Unterlage vor Fettflecken zu schützen. Geben Sie das Öl in eine flache Schüssel, fügen Sie die ätherischen Öle hinzu und mischen Sie die Zutaten. Saugen Sie das Öl anschließend mit einem Baumwolltuch oder einem alten Geschirrtuch auf und legen Sie es auf die entsprechende Körperstelle. Umwickeln Sie die zu behandelnde Stelle an Armen und Beinen mit einem alten Handtuch und einer zusätzlichen Bandage. Am Körper selbst reicht das Fixieren des Wickels durch ein enges Unterhemd oder eine Bandage. Waschen Sie alle Tücher nach der Verwendung bei 95 Grad Celsius.

Ölziehkur

Eine Ölziehkur entschlackt den Körper und festigt und reinigt das Zahnfleisch. Am wirkungsvollsten ist die Ölziehkur, wenn sie über einen längeren Zeitraum, am besten täglich, gemacht wird. Nehmen Sie dazu morgens auf nüchternen Magen einen Esslöffel Sesam- oder Sonnenblumenöl in den Mund und »ziehen« Sie das Öl etwa acht bis zehn Minuten durch die Zahnzwischenräume von einer Backentasche zur anderen und behalten Sie es eine Zeit lang im Mund. Entwickelt sich ein bitterer Geschmack, sollten Sie das Öl sofort ausspucken.
Spucken Sie das Öl am besten in eine kleine Tüte und werfen Sie diese verschlossen in den Mülleimer, weil Sie sonst, bei regelmäßiger Anwendung, das Abflussrohr verstopfen. Putzen Sie sich nach der Ölziehkur die Zähne, da im Öl viele Krankheitskeime enthalten sein können.
Sie können die Ölziehkur auch zweimal täglich durchführen. Dann wird sie abends als letzte mundhygienische Maßnahme direkt vor dem Schlafengehen empfohlen. Sie säubert und pflegt gleichzeitig die Schleimhäute des Rachenraums. Mehrmals täglich angewendet beschleunigt sie Reinigungs- und Heilungsvorgänge im Körper beträchtlich.

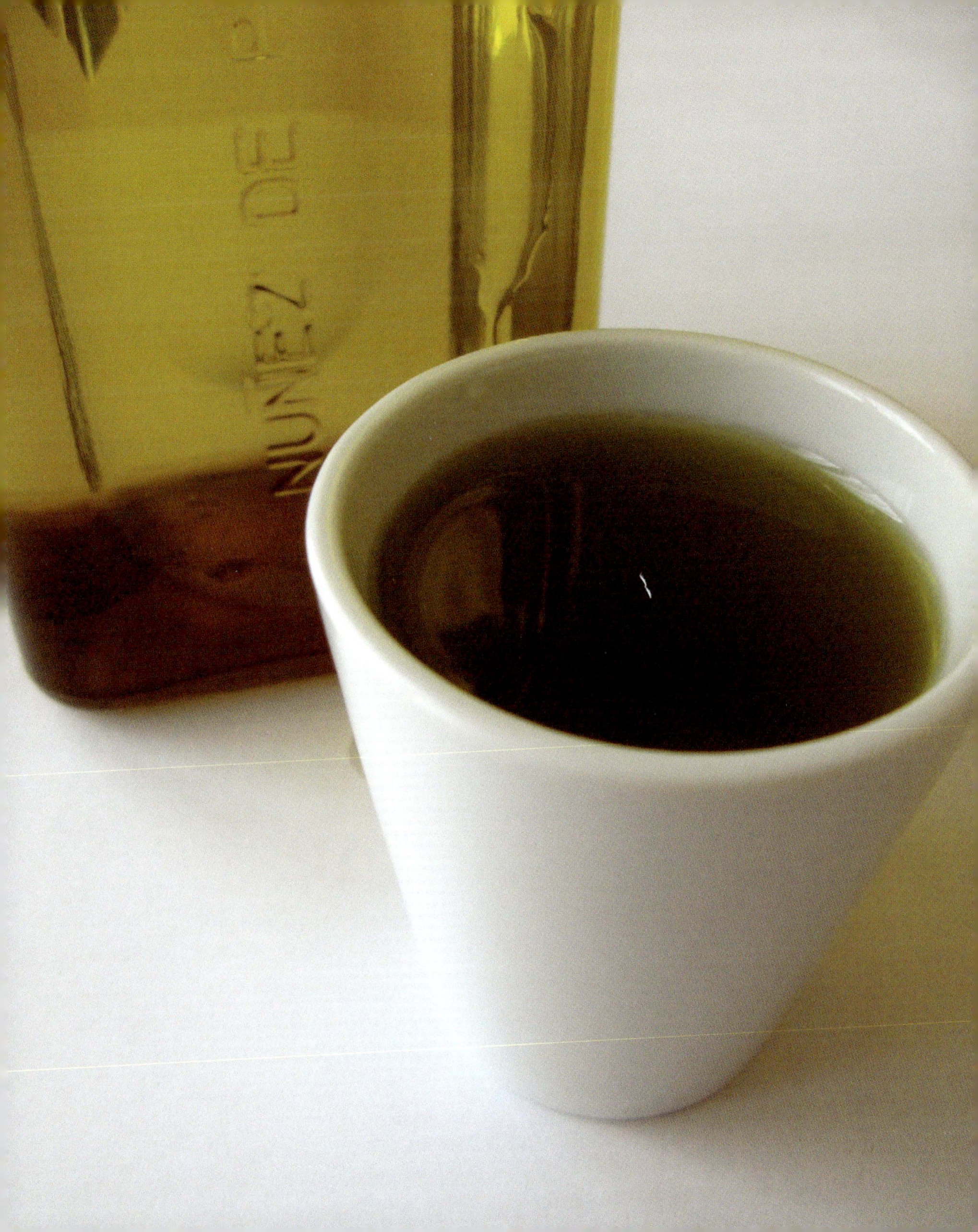
NUNEZ DE

Krankheiten und Symptome, die sich mit Ölen positiv beeinflussen oder heilen lassen

Altern

Wünschen Sie sich nicht auch ein langes Leben, bei möglichst guter körperlicher und geistiger Gesundheit? Damit sind Sie nicht alleine! Was genau das Rezept für ein langes, gesundes Leben ist, kann keiner genau sagen. Kaukasische Hundertjährige etwa behaupten, bis ins hohe Alter vital zu sein, weil sie sich viel bewegen, aber mäßig essen und trinken. Winston Churchill hingegen begründete sein hohes Alter mit dem Satz: »No sports!«. Neben so manchen skurrilen Erklärungen für das eigene hohe Alter gibt es aber mittlerweile auch zahlreiche wissenschaftliche Studien, die uns aufzeigen, wie wir Körper und Geist zumindest darin unterstützen können, gesund alt zu werden. Eine Untersuchung z. B. zeigt auf, dass die Menschen aus den Mittelmeerländern, die regelmäßig Olivenöl verzehren, das geringste Risiko hatten, an Gefäßerkrankungen des Herzens zu sterben. Wobei zu erwähnen ist, dass der Herzinfarkt immer noch zu den häufigsten Todesursachen zählt.

Das Wissen, dass Olivenöl die Gesundheit fördert, ist den Römern schon lange bekannt. So schreibt bereits Plinius, der römische Naturforscher, über das Öl: »Zwei Flüssigkeiten sind es, die dem menschlichen Körper angenehm sind, innerlich der Wein und äußerlich das Olivenöl, aber das Öl ist das Notwendigere«. Der griechische Philosoph Demokrit vertrat die These, dass man 100 Jahre alt werde, wenn man »innerlich Honig und äußerlich Olivenöl anwende«. Und auch der griechische Volksmund sagt: »Wer täglich ein Glas kalt gepresstes Olivenöl trinkt, wird uralt!«. Machen Sie sich die griechischen und römischen Erkenntnisse zunutze und bauen Sie den regelmäßigen Konsum von Olivenöl in Ihr Leben ein!

Anti-Aging

Entzündete Gelenke, Herz- und Kreislauf-Probleme, aber auch eine faltige, trockene Haut sind Anzeichen für die unaufhaltsame Alterung des Körpers. Auch wenn Sie den Alterungsprozess nicht stoppen können, so können Sie sowohl Ihren Körper als auch Ihren Geist darin unterstützen, möglichst lange jung zu bleiben. Als natürliches Anti-Aging-Mittel wird neben der regelmäßigen Einnahme von Olivenöl als bewährte Unterstützung für Organe und Gefäße auch dem Arganöl eine positive Wirkung zugesprochen. Es enthält neben vielen hochwertigen Fettsäuren wertvolle Antioxidantien. Sie unterstützen die Zellverjüngung und sorgen dafür, dass Ihre Haut straff und geschmeidig bleibt. Ein guter Beleg für die Wirksamkeit als Anti-Aging-Mittel sind die Männer und Frauen Marokkos, deren Haut bis ins hohe Alter besonders gesund und straff ist. Regelmäßig eingenommen kann es auch für Ihre Haut und Ihr Bindegewebe eine wertvolle Unterstützung darstellen. Wichtig dabei ist die regelmäßige Anwendung! Folgende Rezepte haben sich besonders bewährt:

Arganöl pur

- Täglich 3 x 1 TL reines Arganöl vor den Mahlzeiten einnehmen

Honig-Arganöl-Elixier

- 1 TL Arganöl
- 1 TL Honig

Mischen Sie die Zutaten und nehmen Sie beides morgens zusammen vor dem Frühstück.

Atemwege

Schnupfen, Husten und Heiserkeit sind die häufigsten Erkältungskrankheiten, mit denen gerade in den nasskalten Wintermonaten viele Menschen zu kämpfen haben. Stärken Sie deshalb Ihr Immunsystem und Ihre Abwehr mit einer ausgewogenen Ernährung und mit Pflanzenölen. Zusätzlich helfen die folgenden Anwendungen sanft und natürlich bei akuten Beschwerden der Atemwege.

Erkältung & Husten

Eine Erkältung ist eine Virusinfektion der oberen Atemwege, verbunden mit einer verstopften Nase, Niesanfällen und Husten. Sie ist besonders leicht auf andere Menschen übertragbar und eine der häufigsten Erkrankungen in jedem Alter. Gerade in den Wintermonaten befinden sich eine Vielzahl von Viren und anderen Krankheitserregern in überheizten Räumen, die in Windeseile dafür sorgen, dass Sie sich erkälten.

Sesam-Sonnenblumen-Ölziehen

Um den Mund- und Rachenraum von Bakterien zu befreien, empfiehlt sich das morgendliche Ölziehen. Damit binden Sie Schlackenstoffe und Krankheitserreger im Mund und sorgen dafür, dass Sie nicht ganz so anfällig sind und krank machende Keime es zusehends schwerer haben, in Ihren Körper einzudringen. Mittlerweile ist wissenschaftlich erwiesen, dass die Anfälligkeit für Atemwegsinfektionen durch regelmäßiges Ölziehen rapide zurückgeht. Bei akuten Erkrankungen der Atemwege sollten Sie das Ölziehen zusätzlich vor dem Schlafengehen durchführen. Eine mehrmalige Anwendung pro Tag beschleunigt die mit dem Ölziehen verbundenen Reinigungs- und Heilungsvorgänge beträchtlich.

- 1 EL Sesam- oder Sonnenblumenöl

Erkältungsbalsam

Bei Erkältungskrankheiten haben sich Anwendungen mit ätherischen Ölen besonders bewährt. Sie stehen bei der Behandlung von akuten Beschwerden im Vordergrund. Der Balsam hat eine sehr entspannende und wohltuende Wirkung. Die milde Basis aus Olivenöl und Bienenwachs ist vollkommen reizfrei, das Lavendelöl entspannt und beruhigt und Fichtennadeln und Eukalyptus lindern Erkältungssymptome.

- 100 ml kalt gepresstes Olivenöl aus biologischem Anbau (alternativ Sonnenblumenöl)
- 35 g Bienenwachs
- 10 Tropfen Lavendelöl
- 10 Tropfen Fichtennadelöl
- 10 Tropfen Eukalyptusöl

Erwärmen Sie das Olivenöl langsam und schmelzen Sie das Bienenwachs darin. Wenn die Mischung handwarm geworden ist, können Sie die ätherischen Öle nach und nach einrühren. Füllen Sie den Balsam in eine dunkle Flasche, verschließen Sie diese aber erst, nachdem der Balsam vollständig abgekühlt ist.
Reiben Sie das Öl bei Bedarf durch sanfte oder kräftige Massagebewegungen auf Brust und Rücken ein, am besten abends vor dem Schlafengehen.

Wohltuendes Nasenöl

- 1–2 Tropfen gereiftes Sesamöl (alternativ Mandelöl)

Tragen Sie das Öl mehrmals täglich mit den Fingern auf die Nasenschleimhäute auf. Wiederholen Sie die Anwendung jedes Mal, nachdem Sie sich die Nase geputzt haben.

Hustenöl

- 1 Prise Himalajasalz
- 2–3 EL Sesamöl (alternativ Mandelöl)

Mischen Sie Salz und Öl und reiben Sie Rücken- und Brustbereich damit ein. Wiederholen Sie die Behandlung mehrmals täglich und achten Sie darauf, dass der Brustkorb anschließend warm gehalten wird.

Wärmendes Badeöl bei Husten (Erwachsene)

Husten kann ein typisches Begleitsymptom einer Erkältung sein. Viren greifen die Bronchialschleimhaut an und lösen dort eine Entzündung aus. Es wird vermehrt zäher Schleim produziert, der die Flimmerhärchen blockiert. Dadurch wird der natürliche Reinigungsprozess gestört, was zur Folge hat, dass sich mit der Zeit immer mehr zäher Schleim in den Atemwegen anstaut, der die Nervenenden reizt. Dies führt zu einem permanenten Hustenreiz, weil sich der Körper von dem störenden Schleim befreien möchte. Menschen in jedem Alter können Husten bekommen. Mit einem wärmenden Badeöl können Sie das schnelle Abklingen unterstützen.

- 30 ml Sonnenblumenöl (alternativ Sesamöl)
- 10 Tropfen Kamillenöl
- 20 Tropfen Teebaumöl
- 10 Tropfen Thymianöl

Mischen Sie die Ingredienzien und stellen Sie daraus ein Badeöl her, das Sie in eine mit heißem Wasser gefüllte Badewanne gießen. Baden Sie etwa zehn Minuten darin. Gehen Sie anschließend sofort ins Bett und decken Sie sich gut zu.

Sonnenblumenwickel gegen Husten bei Kindern

Kinder sind gegen eine Vielzahl von Viren noch nicht immun und deshalb besonders anfällig für Erkältungen. Bei jeder Infektion erwirbt das Kind jedoch eine Immunität gegen das entsprechende Virus. Damit sinkt das Risiko für weitere Infektionen. Manchmal sind auch andere Organe wie Augen, Ohren, Nase, Nasennebenhöhlen oder die Lymphknoten am Hals betroffen. Für Kinder sind Erkältungskrankheiten normalerweise harmlos und dauern etwa eine Woche.

Kleinkinder können bis zu acht Erkältungen pro Jahr bekommen. Aus diesem Grund sollten sie besonders in den Wintermonaten warm angezogen werden und eine ausgewogene Ernährung mit kalt gepressten Ölen und frischen Vitalstoffen erhalten. Ist es für eine Prophylaxe allerdings zu spät, dann kann ein Brustwickel aus Sonnenblumenöl gut für Linderung sorgen.

- 100 ml Sonnenblumenöl
- 10–15 Tropfen Lavendelöl
- 6 Tropfen Eukalyptusöl

Die Zutaten mischen, einen Ölwickel daraus zubereiten (siehe S. 71) und über Nacht auf der Brust des Kindes ruhen lassen.

Nasennebenhöhlenentzündung

Zu einer Vereiterung der Nasennebenhöhlen kommt es im Rahmen einer Erkältung, wenn der Sekretabfluss durch eine Schwellung der Schleimhäute oder anatomische Besonderheiten der Nebenhöhlen behindert wird. Oftmals sind hier die Kieferhöhlen, seltener die Siebbeinzellen und Stirnhöhlen, sehr selten die Keilbeinhöhlen betroffen. Eine Nebenhöhlenentzündung geht oftmals mit Fieber, Kopfschmerz, Abgeschlagenheit und Antriebslosigkeit einher. Jeder siebte Deutsche ist einmal pro Jahr davon betroffen, wobei die Ursache nur in zehn bis 20 Prozent der Fälle eine bakterielle Infektion ist. Meist sind Viren die Auslöser, manchmal sind auch Allergien dafür verantwortlich. Eine weitere Ursache ist oft eine schlechte Ernährung, die aus raffiniertem Zucker, Geschmacksverstärkern und zu viel Milchprodukten besteht. Sollten Sie regelmäßig unter einer Nasennebenhöhlenentzündung leiden, sollten Sie die lang-

fristige Umstellung Ihrer Ernährung erwägen und dabei kalt gepresste Pflanzenöle, frisches Obst und frisches Gemüse mit einbeziehen. Auf raffinierte Lebensmittel wie weißen Zucker, Mehl und Nahrungsmittel mit Geschmacksverstärkern sollten Sie verzichten.
Bei einer Nasennebenhöhlenentzündung, deren Ursache ein Schnupfen ist, empfiehlt sich folgende Anwendung:

Nasentropfen für Erwachsene

- 10 TL Haselnussöl (alternativ Mandel- oder Sonnenblumenöl)
- 4 Tropfen Teebaumöl
- 2 Tropfen Fichtennadelöl
- 2 Tropfen Pfefferminzöl
- 2 Tropfen Thymianöl

Mischen Sie die Zutaten und geben Sie diese in eine kleine Flasche mit einer Pipette. Geben Sie zwei- bis dreimal täglich je nach Bedarf ein paar Tropfen in die Nase. Sollten Sie keine Flasche mit einer Pipette zur Hand haben, waschen Sie sich gründlich die Hände. Benetzen Sie einen Finger mit dem Öl und verteilen Sie das Öl in den Nasenlöchern.
Wenn die Beschwerden abgeklungen sind, leeren Sie die Flasche und reinigen Sie diese sorgfältig.

Bewegungsapparat

Beschwerden, die Muskeln und Gelenke betreffen, können den Menschen auf ganz unterschiedliche Art plagen. Oft kommen sie schleichend

mit dem Alter. Chronische Erkrankungen wie Rheuma, womit Beschwerden am Bewegungs- und Stützapparat gemeint sind, gehören zu den häufigsten Ursachen. Meist klagen die Betroffenen über ziehende, fließende oder reißende Schmerzen, die oftmals sogar unerträglich sind und mit funktioneller Einschränkung des Gelenkes einhergehen.
Beschwerden des Bewegungsapparates können Sie mit Pflanzenölen als flankierende, unterstützende Maßnahmen lindern.

Gliederschmerzen

Gliederschmerzen sind eine typische Begleiterscheinung bei akuten Erkrankungen wie einer Erkältung oder einer Grippe. Gliederschmerzen bei älteren Menschen sind meist die Folge von chronischen Erkrankungen wie Arthrose, Rheuma oder Gicht. Was auch immer die Ursachen für Ihre Gliederschmerzen sind, das folgende Olivenöl-Blütenelixier unterstützt Sie darin, die Schmerzen zu lindern.

Gliederschmerz-Blütenelixier

- 500 ml Olivenöl (alternativ Haselnuss-, Mandel-, Sonnenblumenöl)
- 30 g frische Johanniskrautblüten und -blätter

Mischen Sie die Zutaten und stellen Sie einen Ölauszug (siehe S. 69) daraus her.

- 100 ml des Johanniskraut-Ölauszugs
- 15 Tropfen ätherisches Rosmarinöl
- 15 Tropfen ätherisches Cajeputöl
- 15 Tropfen Wacholderöl

Mischen Sie die ätherischen Öle kurz vor der Anwendung in den Ölauszug. Bei Bedarf reiben oder massieren Sie etwas von der Mischung auf die schmerzende Stelle auf – ganz so, wie es Ihnen gut tut.

Muskel- und Gelenkschmerzen

Muskelschmerzen und chronische Schmerzen des Bewegungsapparates treiben etwa drei Millionen Menschen pro Jahr zum Arzt. Ausgehend vom zentralen Nervensystem gibt es im Hirnstamm eine besondere Schaltstation für Impulse der Schmerzrezeptoren in Muskeln, Sehnen und Gelenken. Wurde z. B. eine Muskel- oder Sehnenzerrung oder eine Entzündung in den Gelenken nicht ausreichend behandelt, kann der Schmerz durch konstante oder konstant wiederholte Schmerzreize chronisch werden. Dabei kommt es zu Veränderungen auf molekularer Ebene, die nur sehr langsam oder schlimmstenfalls gar nicht behoben werden können.

Muskelschmerzen können aber auch durch Zerrungen entstehen, die sich sehr gut mit einem Heilöl therapieren lassen.

<u>Muskelschmerz-Elixier</u>

- 150 ml Leinöl (alternativ Mandel- oder Rapsöl)
- 5 g Kamillenblüten
- 5 g Arnikablüten
- 25 Tropfen Rosmarinöl
- 15 Tropfen Thymianöl
- 5 Tropfen Pfefferminzöl
- 5 Tropfen Lavendelöl

Mischen Sie die Zutaten, füllen Sie diese in eine dunkle Flasche und bewahren Sie sie im Kühlschrank auf. Massieren Sie das Öl bei Bedarf an der betroffenen Stelle mehrfach mit sanften Bewegungen ein.

Kühlendes Muskelöl

- 1–2 Tropfen Minzöl
- 2–3 EL Sesamöl (alternativ Mandelöl)

Mischen Sie die beiden Öle und massieren Sie das Öl mindestens einmal täglich in die schmerzende Körperregion ein.

Entspannungsbad

Sie können den Heilungsprozess der betroffenen Muskeln und Gelenke nicht nur durch eine Massage mit dem entsprechenden Heilöl unterstützen, sondern auch mit einem Entspannungsbad die Muskeln lockern.

- 200 ml Olivenöl (alternativ Sesamöl)
- 50 Tropfen Rosmarinöl
- 30 Tropfen Thymianöl
- 20 Tropfen Teebaumöl
- 20 Tropfen Lavendelöl

Mischen Sie die Zutaten und bewahren Sie diese in einer gut verschließbaren Flasche auf. Pro Bad 30–40 ml dem einlaufenden Wasser zufügen. Die hier angegebenen Mengen reichen für acht bis zehn Anwendungen.

Prellungen, Quetschungen und Verstauchungen

Leichte Unfälle im Sport können zu Verstauchungen, Prellungen und Quetschungen führen. Stellen Sie sich zur Behandlung folgendes Kräuteröl her.

Kräuteröl

- 2–3 EL Leinöl (alternativ Mandelöl)
- 15 Tropfen Rosmarinöl
- 4 Tropfen Thymianöl
- 5 Tropfen Fichtennadelöl
- 5 Tropfen Lavendelöl

Mischen Sie die Zutaten und massieren Sie das Gelenk mehrfach täglich mit dem Öl. Achten Sie darauf, dass Sie das Gelenk nicht nur oberflächlich, sondern tief einreiben; das Öl soll entsprechend einziehen können.

Blase

Erkrankungen an der Blase werden normalerweise durch Bakterien, seltener durch Pilze hervorgerufen, wobei Frauen aufgrund ihrer Anatomie wesentlich häufiger betroffen sind. Oftmals werden sehr aggressive Antibiotika verschrieben, um dieser schmerzhaften Entzündung beizukommen. Bevor Sie zu Antibiotika greifen, können Sie die Entzündung mit einer milden, schonenden Ölanwendung behandeln.

Blasenentzündung

Um einer Blasenentzündung vorzubeugen, sollten Frauen besonders darauf achten, sich während der Herbst- und Winterzeit warm anzuziehen sowie Füße und Unterleib vor Kälte zu schützen. Sonst ist eine Blasenentzündung vorprogrammiert.

Wärmendes Frauenöl

- 1 EL Sesamöl (alternativ Erdnussöl)
- 3 Tropfen Sandelholzöl

Vermischen Sie die beiden Öle und erwärmen Sie die Mischung anschließend leicht. Massieren Sie den Unterleib mit dem warmen Öl. Trinken Sie anschließend über den Tag verteilt nach Möglichkeit zwei bis drei Liter warmes Wasser. Wenn die Beschwerden länger als zwei Tage anhalten, ist ein Arzt aufzusuchen.

Prostatabeschwerden

So wie die Blase ein anfälliges Organ für Frauen ist, so haben viele Männer ab ihrem 40. Lebensjahr mit Problemen zu kämpfen, weil sich die Prostata vergrößert. Betroffen sind fast alle Männer. Man vermutet als Ursache, dass mit zunehmendem Alter weniger Sexualhormone produziert werden und der Hormonhaushalt aus dem Gleichgewicht gerät. Eine Begleiterscheinung der vergrößerten Prostata kann eine Einengung der Harnröhre sein. Die Folge sind typische Beschwerden wie die Abschwächung des Harnstrahls, was ein oft ein lästiges Nachträufeln von Harn mit sich bringt. Es dauert länger, bis sich die Blase völlig entleert. Eine weitere Begleiterscheinung ist der stärkere Drang zu urinieren, der vor allen Dingen nachts sehr störend sein kann. Wird die Prostata sehr groß, kann sie auf die umliegenden Regionen drücken, was zu Spannungs- und Druckschmerzen im Damm- und Analbereich führt. Möglicherweise können sogar Krämpfe im Mastdarm entstehen, die Beschwerden beim Stuhlgang auslösen können. Typischerweise verstärken sich die Symptome nach dem Genuss von alkoholischen Getränken, durch kalte Füße, Verstopfung und nach langem Sitzen.

Kürbiskernölanwendung

Kürbiskernöl und Kürbiskerne können flankierend wirken. Deshalb empfiehlt man Männern ab dem 30. Lebensjahr, regelmäßig Kürbiskerne zu knabbern. Machen Sie außerdem Ihre Salate und Rohkostgerichte regelmäßig mit Kürbiskernöl an.

Füße

Unter müden oder dicken Füßen leiden besonders Menschen, die täglich im Stehen arbeiten müssen. Aber auch enge Schuhe wie Pumps oder Schuhe mit einem schlechten Fußbett führen früher oder später zu Fußproblemen wie Hornhaut, Hühneraugen oder Deformationen des Fußbettes. Die hier aufgeführten Behandlungen zeigen Ihnen, wie Sie ihre Füße auf sanfte Weise effizient behandeln können.

Über die Reflexzonen, die an den Fußsohlen zusammenlaufen, kommen wir mit unseren Organen in Kontakt und können das körperliche Wohlbefinden durch regelmäßige Massagen stark beeinflussen. Gleichzeitig sind unsere Füße aber auch für unser seelisches Wohl mitverantwortlich. Erst wenn wir warme, entspannte Füße haben, entspannen wir und fühlen uns so richtig wohl. Darum: Verwöhnen Sie Ihre Füße so oft wie möglich mit einem belebenden Fußbad und einer anschließenden Fußmassage (siehe S. 122)!

<u>Belebendes Fußbad</u>

- 50 g Meersalz
- 4 EL Mandelöl (ersatzweise Oliven- oder Sonnenblumenöl)
- 4 Tropfen Teebaumöl
- 2 Tropfen Wacholderöl
- 2 Tropfen Thymianöl
- 5 l lauwarmes Wasser

Geben Sie alle Zutaten in eine kleine Wanne und baden Sie die Füße fünf Minuten darin. Währenddessen können Sie mit folgender Gymnastik Ihre Füße zusätzlich entspannen: Heben Sie einatmend die Zehen an, ausatmend senken Sie die Zehen wieder. Anschließend spreizen und strecken Sie die Zehen und spielen mit den einzelnen Zehen Klavier. Trocknen Sie die Füße nach dem Fußbad gründlich ab.

Hornhaut

Hornhaut bildet sich meist an Händen oder Füßen. Sie entsteht an den Händen durch harte körperliche Beanspruchung und an den Füßen durch langes Stehen oder zu enge Schuhe.
Neben der Entlastung der betroffenen Hände und Füße hat sich folgender Balsam besonders bewährt:

Fußbalsam bei Hornhaut

- 200 ml Olivenöl (alternativ Mandel-, Haselnuss-, Sonnenblumenöl)
- 6 g Arnikablüten

Machen Sie einen Ölauszug (siehe S. 69).

Erwärmen Sie den Ölauszug leicht und reiben Sie die betroffenen Stellen zwei Mal täglich ein, am besten morgens nach der Morgentoilette und abends im Bett vor dem Einschlafen.

Haut

Als größtes Organ des Menschen ist die Haut über die Nervenbahnen mit sämtlichen Organen verbunden. Kein Wunder, dass sich deshalb über die Hautoberfläche Körper und Geist in Balance bringen lassen. Die Haut gilt auch als Spiegel des Körpers und der Seele. Dadurch wird für Fachkundige schnell offensichtlich, was Ihrem Organismus fehlt und worunter Ihre Seele möglicherweise leidet. Unter diesem Aspekt sollten Sie gerade Hautprobleme nicht nur oberflächlich behandeln, sondern auch darüber nachdenken, was Ihnen körperlich und seelisch fehlt.

Abszess

Bei einem Abszess handelt es sich um eine Eiteransammlung im Gewebe. Abszesse entstehen durch Bakterien, die tief in die Haut eingedrungen sind und wenn der Eiter nicht nach außen abfließen kann. Dies kann passieren, z. B. wenn eine Pore durch Schmutz oder Talg verstopft ist oder Dreck in eine Wunde gekommen ist, die geschlossen wurde, ohne dass der Dreck entfernt wurde. Abszesse sollten rechtzeitig behandelt werden, weil es, wenn der Eiter in die Blutbahn gelangt, zu einer Blutvergiftung kommen kann. Sollte ein Abszess durch eine hier aufgeführte Behandlung nicht abheilen, sollten Sie einen Dermatologen aufsuchen und sich dort fachmännisch behandeln lassen.

Knoblauch-Olivenöl-Paste

Erfahrungsgemäß lassen sich Abszesse besonders gut mit einem Rezept aus der italienischen Volksmedizin behandeln.

- 1–3 Knoblauchzehen
- 2–4 EL lauwarmes Olivenöl

Mischen Sie die Zutaten, sodass sich eine dickflüssige Paste ergibt. Tragen Sie die Paste anschließend auf einen Umschlag auf und legen Sie diesen auf den Abszess. Lassen Sie die Paste für mehrere Stunden einwirken.

Alterungsprozess der Haut

Die Haut zeigt das Alter eines Menschen deutlich. Das hängt damit zusammen, dass sie im Laufe des Lebens zunehmend austrocknet und infolgedessen faltiger wird. Beschleunigt wird dieser Prozess durch extreme Sonneneinstrahlung, hohen Nikotinkonsum sowie durch ungesunde Ernährung. Auch Stress unterstützt eine vorzeitige Hautalterung. Umgekehrt kann man durch ausreichend Schlaf, eine ausgewogene Ernährung, Sport und wenig Stress der Hautalterung etwas entgegensetzen. Anwendungen mit hochwertigen Pflanzenölen sorgen dafür, dass Ihre Haut bis ins hohe Alter glatt und geschmeidig bleibt. Aus diesem Grund wird sowohl der Ernährung als auch den Massagen ein gesondertes Kapitel eingeräumt. Vorab hier schon einige Tipps:

Edles Feuchtigkeitsöl für austrocknende Haut

Trockene Haut und Zellalterung sind erste Hinweise auf einen Alterungsprozess. Mit einer regelmäßigen Massage, die Sie mit einem hochwertigen Pflanzenöl durchführen, können Sie trockener Haut wirksam entgegentreten.

- 250 ml Hanföl (alternativ Mandelöl)
- 5–10 g Ringelblume

Stellen Sie aus den Zutaten einen Ölauszug her (siehe S. 69). Verwenden Sie das Öl nach Möglichkeit täglich nach dem Duschen und ölen Sie Ihren ganzen Körper damit ein. Ziehen Sie sich nach Möglichkeit nicht direkt nach dem Einölen ein, sodass das Öl genug Zeit hat, um einzuziehen.

Olivenöl-Avocado-Maske für trockene Haut

Sollten Sie unter trockener Haut leiden, können Sie mit der Olivenöl-Avocado-Maske wahre Wunder bewirken. Tragen Sie die Maske am besten abends auf.

- 1 ganze reife Avocado
- 1–2 EL Olivenöl (alternativ Mandelöl)
- ein Spritzer frischer Zitronensaft

Pürieren Sie die ganze Avocado und vermischen Sie das Püree mit dem

Olivenöl und dem Zitronensaft. Achten Sie darauf, dass die Maske nicht zu flüssig wird.
Tragen Sie die Maske auf das Gesicht auf und lassen Sie sie etwa 20 Minuten einwirken. Waschen Sie die Maske anschließend mit warmem Wasser ab. Reiben Sie die Haut dann mit etwas Olivenöl ein und verwöhnen Sie Ihr Gesicht noch zusätzlich mit folgender Druckpunktmassage:

<u>Gesichtsmassage</u>

- Streichen Sie das ganze Gesicht so flächig wie möglich von unten nach oben aus. Massieren Sie als Erstes das Kinn, weiter hoch über die Mundwinkel, bis zur Mitte über der Oberlippe direkt unter der Nase. Massieren Sie diesen Punkt etwas ausführlicher, da er beide Gehirnhälften entspannt.
- Massieren Sie dann mit sanften Streichungen Ihr Gesicht weiter hoch, die Nase entlang, zur Stirn, bis hin zu dem Punkt zwischen den Augenbrauen. Massieren Sie diesen Bereich spiralförmig, weil es die Konzentration erhöht.
- Massieren Sie dann ausführlich die Schläfen, was dazu führt, dass Ihre Wahrnehmung gesteigert wird.
- Machen Sie anschließend eine Faust und massieren Sie mit kreisenden, sanften Bewegungen Ihre Wangen, anschließend die Nasenflügel. Das hat zur Folge, dass Ihre gesamte Gesichtsmuskulatur noch einmal entspannt wird.
- Massieren Sie abschließend noch einmal die Schläfen mit den Fingerspitzen von Zeige- und Mittelfinger und zeichnen Sie dabei eine Acht nach.

Akne

Die häufigste Form der Akne, Akne vulgaris, ist eine häufige Erscheinung während der Pubertät. Sie entsteht, wenn überaktive Talgdrüsen die Poren verstopfen oder wenn es zu einer starken Talgabsonderung kommt. Die Stimulierung der Talgsekretion geht vor allem auf die ausgeschütteten Geschlechtshormone zurück. Hinzu kommen bakterielle Sekundärinfektionen. Inwieweit Magen- und Darmstörungen oder psychische Belastungen in der Pubertät bei der Bildung von Akne eine Rolle spielen, ist schwer zu sagen und kann auch nur in jedem einzelnen Fall persönlich entschieden werden. Ähnlich verhält es sich mit dem Einfluss, den die Ernährung, auf das Hautbild und die Bildung von Akne hat. Die Haut ist erwiesenermaßen ein sehr empfindlicher Indikator für eine falsche Ernährung und da gerade Jugendliche sich häufig von Fast Food ernähren, ist der Verdacht naheliegend, dass eine schlechte Ernährung Akne auslösen bzw. fördern kann. Noch viel wichtiger ist die Rolle des Immunsystems, das von Hormonen gesteuert wird. Da in der Pubertät eine große Veränderung nicht nur im Hormon-, sondern auch im Immunsystem stattfindet, kann sich diese Veränderung über unreine Haut äußern. In den letzten Jahren werden aber immer häufiger auch schädliche Umwelteinflüsse für die Entstehung von Akne verantwortlich gemacht. Umweltgifte aus Industrie, Bau- und Klebstoffen in der Wohnung oder am Arbeitsplatz, giftige Konservierungsmittel in Nahrungsmitteln oder ungesunde Bestandteile von Lebensmitteln begünstigen ein unreines Hautbild.

Arganöl pur

Eine ideale Unterstützung für das Immunsystem bietet Arganöl mit seinen hochwirksamen Antioxidantien, die zusammen mit Phenolen stärkend und harmonisierend auf das Immunsystem wirken. Darüber hinaus wirken sie ausgleichend auf den Hormonhausalt. Der Körper wird von innen gereinigt und Krankheiten werden abgewehrt. Folgende Kur hat sich besonders bewährt.

- 3 x täglich vor den Mahlzeiten einen TL Arganöl

Nehmen Sie bei Akne, gestresster, geröteter oder unreiner Haut als Kur über mindestens zwei Wochen drei Mal täglich vor den Mahlzeiten einen Teelöffel Arganöl.

Bluterguss

Von einem Bluterguss spricht man, wenn eine Vene oder Arterie verletzt wurde und infolgedessen Blut in das umliegende Körpergewebe ausgetreten ist. Je tiefer die Einblutung im Gewebe liegt, desto weniger sind Anzeichen an der Hautoberfläche zu erkennen. Andersherum: Je näher der Bluterguss unter der Hautoberfläche ist, desto deutlicher zeigen sich an der Haut nach kurzer Zeit typische Verfärbungen, die Sie mit folgendem Olivenheilöl besonders gut behandeln können.

Rosmarinbalsam bei Blutergüssen

- 4 EL Olivenöl (alternativ Sonnenblumenöl)
- 10 Tropfen Rosmarinöl
- 10 Tropfen Pfefferminzöl

Mischen Sie die Zutaten und tragen Sie das Heilöl mit sanften Bewegungen auf. Alternativ können Sie auch ein Öltuch auflegen (siehe S. 70).

Neurodermitis

Bei Neurodermitis handelt es sich um eine Erkrankung der Haut, deren Hauptsymptome rote, schuppende, auch nässende Ekzeme sind, die von einem quälenden Juckreiz begleitet werden können. Neurodermitis wird gerne als eine psychische Reaktion auf Stress bezeichnet, wobei es Fachärzte gibt, die behaupten, dass hier Ursache und Wirkung durcheinandergebracht werden. Der Patient, der von einem juckenden Ausschlag gequält wird, leidet auch seelisch.

Zu den Ursachen dieser Erkrankung gehört auch eine Allergie bzw. eine Nahrungsmittelunverträglichkeit, die sich vornehmlich im Darm abspielt. Herauszufinden, wogegen die Allergie besteht und diese Stoffe zu meiden, ist von grundlegender Bedeutung für den Heilungsprozess. Belastungen mit Giftstoffen, wie etwa mit Schwermetallen, können die Ausschläge ebenfalls verstärken. In diesem Fall ist eine Entgiftung über eine funktionstüchtige Leber besonders empfehlenswert.

Bei Neurodermitis liegt wahrscheinlich auch eine Störung in der Bildung der Gamma-Linolensäure vor, da das dafür verantwortliche Enzym ungenügend arbeitet. Durch die Einnahme von hoch ungesättigten Fettsäuren wurde eine positive Veränderung festgestellt. Aus diesem Grund empfiehlt sich bei Menschen, die an Neurodermitis leiden, eine Ernährungsumstellung, die viel kalt gepresstes Öl enthält.

Eine Ölziehkur mit Sonnenblumenöl hat sich ebenfalls bei Neurodermitis bewährt, weil sie den Körper entgiftet. Führen Sie die Kur am besten täglich morgens nach dem Aufstehen und abends vor dem Schlafengehen durch (siehe S. 72).

Kleine Schnittwunden

Kleine Schnittwunden können hässliche Narben hinterlassen, die an sichtbaren Stellen zu einem kosmetischen Problem für den Betroffenen werden können. Aus diesem Grund sollte man Schnittwunden so früh wie möglich mit einem Narbenelixier einreiben.

Narbenelixier mit Arnika

- 1 TL Sonnenblumenöl (alternativ Mandelöl)
- 3 Tropfen Lavendelöl
- 3 Tropfen Arnikaöl

Vermengen Sie die Zutaten und massieren Sie das Elixier in die betroffene Stelle.

Sonnenbrand

In den letzten Jahren hat die Intensität der Sonneneinstrahlung sehr zugenommen. Erleidet man durch unachtsames Sonnen einen Sonnenbrand, so kann dies sehr schmerzhaft sein. Darüber hinaus erleidet die Haut einen erheblichen Schaden und altert schneller. Verweilen Sie anstatt in der prallen Sonne lieber unter einem Baum oder im Schatten eines Sonnenschirms oder schützen Sie sich durch Sonnenschutzmittel, Kleidung und Kopfbedeckung vor direkter Sonneneinstrahlung. Sollten Sie trotzdem an den Folgen eines Sonnenbrandes leiden, empfiehlt sich folgendes Rezept:

Sonnenbrandöl

- 10 EL Olivenöl (alternativ Mandelöl)
- 10 Tropfen Teebaumöl

Mischen Sie die Zutaten und tragen Sie das Öl vorsichtig auf die betroffenen Regionen des Körpers auf.

Herz- und Kreislauf

Herz- und Kreislauferkrankungen gehören wie schon mehrfach erwähnt besonders in den westlichen Industrieländern zu den häufigsten Todesursachen. Neben Stress sind mangelnde Bewegung und eine falsche Ernährung mitverantwortlich für diese Erkrankungen. Durch regelmäßigen Ausdauersport, Entspannungstechniken wie Yoga, häufigen Aufenthalt an der frischen Luft, kombiniert mit einer ausgewogenen Ernährung können Sie sich vor lebensbedrohlichen Herz-Kreislauf-Erkrankungen schützen. Ausgewogen bezieht sich hier sowohl auf die Quantität als auch auf die Qualität der Nahrungsmittel. Qualität ist bei einer Ernährung mit Fast Food und Fertigprodukten nicht gegeben, da diese Nahrungsmittel viele gesättigte Fettsäuren enthalten. Darüber hinaus trägt ein hastiges, schnelles Verschlingen der Nahrung ebenfalls nicht gerade zur Gesundheit bei.
Zahlreiche wissenschaftliche Untersuchungen bestätigen die positive Auswirkung von kalt gepressten Ölen auf das Herz-Kreislaufsystem des Menschen sowie auf seine gesamte Gesundheit. Aus diesem Grund wird eine ausgewogene Ernährung, bei denen kalt gepresste Öle, frisches Obst

und Gemüse einen hohen Stellenwert haben, auch von Ärzten und ErnährungsberaterInnen empfohlen. Integrieren Sie deshalb die hier im Buch aufgeführten Öle in Ihre tägliche Küche, damit Sie Ihr Leben mit einem gesunden Herzen lange genießen können. Eine Auswahl an Rezepten mit verschiedenen Ölen (ab S. 140) wird Sie darin unterstützen.

Arteriosklerose

Bei einer Arteriosklerose handelt es sich um eine Erkrankung der Arterien, bei der sich an den Gefäßwänden Cholesterin, Bindegewebe, Thromben und Kalk ablagern. Dadurch kommt es zu einer Verhärtung und Verdickung der Gefäße, die mit Verengungen und Elastizitätsverlusten einhergeht. Das Tückische an der Arteriosklerose ist, dass sie sich sehr langsam entwickelt und über einen sehr langen Zeitraum ohne Symptome verläuft. Bemerkbar macht sie sich erst z. B. durch Thrombosen, Angina-Pectoris-Anfälle, einen Schlaganfall oder einen Herzinfarkt. In den westlichen Industrienationen gehören die Folgen einer Arteriosklerose immer noch zu den häufigsten Todesursachen.

Zahlreiche klinische Studien haben bestätigt, dass folgende Faktoren die Entstehung von Arteriosklerose begünstigen: Hypertonie (Bluthochdruck), Übergewicht, Diabetes und eine falsche, sprich kalorien- und fettreiche Ernährung. Das Cholesterin spielt hierbei eine herausragende Rolle.

Mit Pflanzenölen der Arteriosklerose vorbeugen

Durch eine gesunde, ausgewogene Ernährung mit frischem Gemüse und Obst, vielen Vitamin- und Vitalstoffen und der regelmäßigen Einbezie-

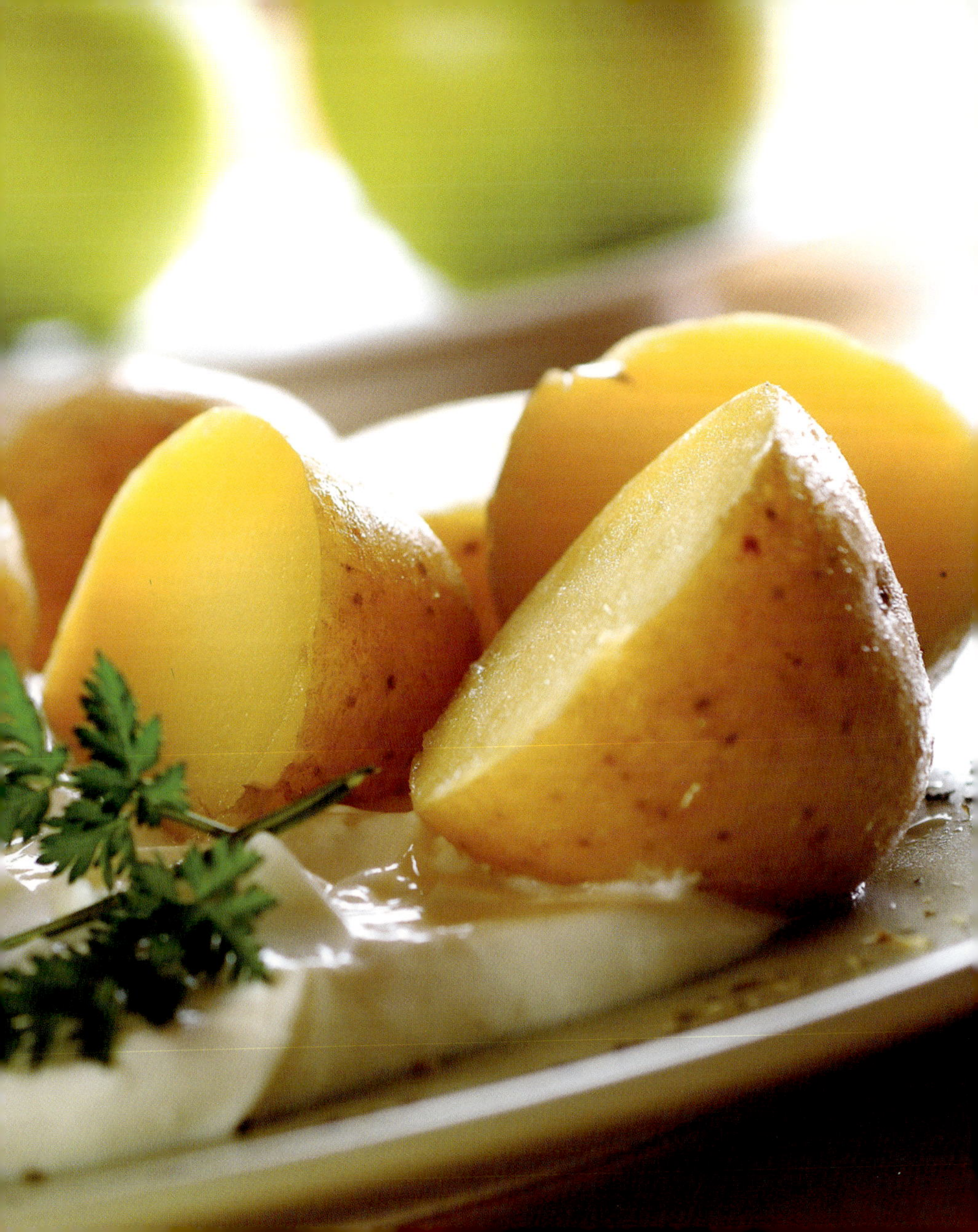

hung von unterschiedlichen kalt gepressten Ölen können Sie der Arteriosklerose vorbeugen. Die folgende Liste soll Ihnen als Orientierung dienen, wie Sie Pflanzenöle in Ihre Küche integrieren können.

- Salate: Distelöl, Leinöl, Mohnöl, Sesamöl, Sonnenblumenöl, Walnussöl, Kürbiskernöl, Olivenöl, Rapsöl
- Rohkostgerichte: Distelöl, Leinöl, Mohnöl, Sesamöl, Sonnenblumenöl, Walnussöl, Kürbiskernöl
- gekochtes Gemüse: Distelöl, Leinöl, Mohnöl, Sesamöl, Sonnenblumenöl, Walnussöl
- asiatische Küche, Wokgerichte: Erdnussöl
- kalte und warme Mittelmeerküche: Olivenöl
- Braten (Fleisch, Gemüse, Pfannkuchen o.ä.): Rapsöl

Herzinfarkt vorbeugen

Um einem Herzinfarkt vorzubeugen, sollten Sie regelmäßig und reichlich Arganöl in Ihren Speiseplan einbauen. Aber auch der regelmäßige Verzehr von Olivenöl hat sich als wirkungsvolle prophylaktische Maßnahme erwiesen. Besondere Aufmerksamkeit erzielte hier die sogenannte »Kreta-Diät«. Die Menschen auf Kreta decken etwa ein Drittel ihres Kalorienbedarfs mit Fett, wobei der Großteil davon aus Olivenöl besteht. Ein zehntel Liter täglich für Salate, zum Kochen, Backen, Braten oder pur als Morgentrunk ist die Rezeptur für ihr langes Leben. Daneben essen sie mehrmals reichlich Gemüse, Hülsenfrüchte, frisches Obst, Brot, Kartoffeln, Nudeln, Reis und frische Kräuter. Sehr sparsam dagegen verwenden sie Fleisch, Fisch, Meeresfrüchte und Milchprodukte wie Käse, Quark, Joghurt oder Milch. Auch bzgl. des Alkoholkonsums sind die Kreter eher bescheiden. Sie trinken nicht mehr als ein kleines Glas Wein (15 Gramm Alkohol) pro Tag.

Arganöl pur

- Täglich 3 x 1 TL reines Arganöl vor den Mahlzeiten einnehmen

Immunsystem

Ihre Gesundheit hängt im Wesentlichen von einem intakten Immunsystem ab. Zahlreiche Beschwerden der heutigen, oft so stressbestimmten und hektischen Welt sind offensichtliche Zeichen für ein geschwächtes Immunsystem. Damit Ihr Körper für den Wettkampf mit den krank machenden Lebensumständen gerüstet ist, sollten Sie auf ein stabiles Immunsystem achten. Integrieren Sie also in Ihre Ernährung kalt gepresste Öle und achten Sie auf Sport, Entspannung und Freude im Alltag.

Sesam Sonnenblumen-Ölziehen

Mit der täglichen Ölziehkur am Morgen können Sie den Körper von Bakterien befreien und das Immunsystem stärken (siehe S. 76).

Kopf

Besonders erfolgreiche Industrieländer wie z. B. Deutschland zählen zu den kopfgesteuerten Nationen. »Ich denke, also bin ich« lautet der

Grundsatz vieler kopflastiger Menschen, wobei natürlich jede Menge des herkömmlichen Körpergefühls verloren geht. Einen besonders wichtigen Platz nimmt der Kopf bei Menschen ein, die den ganzen Tag am Computer arbeiten. Eine unüberschaubare Flut an Informationen strömt täglich auf sie ein, ohne dass sie in der Lage sind, ihrem Kopf eine Pause zu gönnen. Für alle Menschen aber ist der Kopf der Ort, an dem die zahlreichen Informationen zusammenlaufen, denen wir heutzutage ausgesetzt sind. Diese Informationen werden gewertet, Wichtiges von Unwichtigem getrennt, verdichtet und Entscheidungen getroffen. Mit der Zeit kann diese Informationsüberlastung zu einem erdrückenden Schraubstock-Gefühl führen oder extremen Stress und Anspannung verursachen. Kopfschmerzen, dumpf, stechend oder bohrend, oder gar die berüchtigte Migräne können zu häufigen, wenn nicht gar täglichen unangenehmen Begleiterscheinungen werden.

Gehen Sie am besten regelmäßig an die frische Luft, raus in die Natur. Aber auch Entspannungstechniken wie Yoga, Tai Chi oder Meditation helfen Ihnen, den Kopf wieder freizubekommen. Bei akuten Schmerzen können Sie den Kopf mit Massagen (siehe S. 120) entlasten.

Kater

Ein »Kater« ist meistens die Folge von übermäßigem Alkoholgenuss und äußert sich mit Kopfschmerzen, Schwindelgefühl und flauem Magen. Ursachen sind u. a. die giftigen Abbauprodukte von billigem Alkohol und der schnelle Verlust von Wasser und Mineralien aus dem Körper.

Katerprophylaxe

Möchten Sie einem »Kater« vorbeugen, dann nehmen Sie am besten vor einem Fest prophylaktisch Olivenöl ein. Durch das Olivenöl werden die Magenwände gleichsam ausgekleidet, wodurch die Alkoholaufnahme gebremst wird. Sollten Sie bereits einen Kater haben, können Oliven Ihnen zumindest den dicken Kopf aufgrund ihres hohen Salz- und Mineralstoffgehaltes lindern.

- 1 EL Olivenöl pur mindestens eine Stunde vor dem Fest einnehmen

Spannungskopfschmerzen

Etwa 90 Prozent aller Menschen leiden irgendwann in ihrem Leben unter Spannungskopfschmerzen. Der Schmerz verteilt sich, meist vom Nacken ausgehend, dumpf und drückend über ein größeres Gebiet, manchmal auf den ganzen Kopf. Häufig ist er aber nicht genau lokalisierbar. Die Schmerzen werden selten so stark, dass sie den Betroffenen außer Gefecht setzen; sie äußern sich eher wie eine ständige Störquelle im Hintergrund. Wie der Name bereits sagt, sind sie meist auf Spannungen im Schulter- und Nackenbereich zurückzuführen, die u. a. durch langes Sitzen am PC entstehen können.

Entspannungsöl bei Kopfschmerzen

- 2 TL Haselnussöl (alternativ Mandelöl)
- 20 Tropfen Pfefferminzöl
- 10 Tropfen Lavendelöl

Vermischen Sie die Öle und füllen Sie diese in eine kleine dunkle Flasche. Geben Sie bei aufkommenden Kopfschmerzen etwas Öl auf Zeige- und

Mittelfinger und massieren Sie in leichten, kreisenden Bewegungen Stirn, Schläfen und den Nacken. Bleiben Sie nach der Massage ein paar Minuten sitzen und atmen Sie bis »runter in die Füße«. Stellen Sie sich vor, Sie geben den Schmerz in die Erde ab.

Eine kleine Flasche Entspannungsöl lässt sich auch gut in der Handtasche oder im Aktenkoffer verstauen. Gerade im Winter, wenn die Fenster geschlossen sind, empfiehlt es sich in den Pausen, z. B. auch bei langen Konferenzen, ein paar Minuten an die frische Luft zu gehen. Atmen Sie tief ein und aus und massieren Sie kurz Schläfen und Stirn. So können Sie Spannungskopfschmerzen vorbeugen.

Generell tun Sie sich etwas Gutes, wenn Sie Ihre Schultern und den Nacken immer wieder Mal ein, zwei Minuten lang massieren.

Magen und Darm

Im gesamten Verdauungstrakt – angefangen im Mund, über die Speiseröhre, den Magen, bis hin zum Dünn- und Dickdarm – versucht der menschliche Organismus aus allem, was er aufnimmt, etwas für den Körper Verwertbares herauszuziehen. Ist die Ernährung schlecht, bleiben Schlackenstoffe zurück, die sich entweder ablagern oder den Magen-Darmtrakt in seiner Tätigkeit behindern. Unterstützen Sie Ihren Körper mit der morgendlichen und abendlichen Ölziehkur. Sie sorgt dafür, dass Giftstoffe entweder gar nicht bis zum Magen vordringen oder aber gleich wieder ausgeschieden werden. Olivenöl regt die Magen-Darm-Tätigkeit an, stimuliert und säubert den Organismus. Aus diesem Grund wird Olivenöl als ideales Heilmittel gegen jede Art von Verdauungsstörungen betrachtet und kann gut in die gesundheitsliebende Küche integriert werden. Ein Esslöffel Olivenöl am Morgen versorgt Ihren Magen-Darmtrakt mit wohltuenden Vitalstoffen!

Ausleitung von Toxinen

Wir sind heutzutage vielen Giften ausgesetzt, die den Organismus belasten. Angefangen von Auto- und Industrieabgasen bis hin zu einer Vielzahl von Pestiziden, die wir durch die Nahrung zu uns nehmen. Auch unverdaute Nahrung beschwert den Körper und setzt sich, wenn sie nicht ausgeschieden wird, im Darm und im Gewebe fest. Stoffwechselgifte entstehen auch durch Stress, Unruhe, Angst und Anspannung und sollten langfristig nicht auf die leichte Schulter genommen werden. Hohe Toxinbelastungen blockieren die normale Regulationsfähigkeit der einzelnen Körperzellen und verhindern die Wiederherstellung natürlicher Lebensprozesse, die wichtig sind, damit Ihr Organismus gesund bleibt.

<u>Olivenöl-Ingwerpulver-Anwendung</u>

Um die Funktionen der körpereigenen Entgiftung zu fördern und wiederherzustellen, empfiehlt sich die regelmäßige Einnahme von Olivenöl.

- 1–3 EL kalt gepresstes Olivenöl
- etwas Zitronensaft
- warmes Wasser
- 1 Prise Ingwerpulver

Zutaten mischen und morgens auf nüchternen Magen trinken.

Durchfallerkrankungen

Durchfall kann u. a. durch Magen-Darminfekte, eine Nahrungsmittelvergiftung, aber auch durch Stress oder Angst entstehen. Auf Reisen zählt Durchfall zu den häufigsten Erkrankungen. Sobald sich krank machende Erreger im Darm befinden, setzt sich der Darm automatisch zur Wehr und versucht, die Bakterien so schnell wie möglich auszuscheiden. Von einem Durchfall spricht man, wenn man innerhalb von 24 Stunden mehr als dreimal Stuhlgang hat oder der Stuhl zu dünn ist. Hält der Durchfall nur einige Tage an, spricht man von einer »akuten Diarrhö«. Sie vergeht meist wieder von alleine.

Vergeht ein Durchfall auch nach zwei Wochen nicht von alleine, sollten Sie auf jeden Fall ein Arzt aufsuchen!

Magenschmeichler

Wenn die Ursache für einen Durchfall eine bakterielle Nahrungsmittelverunreinigung oder ein Magen-Darminfekt ist, helfen nach der Volksheilkunde Italiens Rundkornreis und Olivenöl. Dabei ist dieses Rezept von doppeltem Nutzen, denn es erleichtert nach einer Magen-Darm-Erkrankung den Übergang zurück zu normaler Kost.

- 1 Tasse gekochter Rundkorn-Reis (Arborio-Qualität)
- 1–2 TL Olivenöl
- Zitronensaft

Kochen Sie den Reis mit Wasser und etwas Salz. Besonders geeignet ist der italienische Risotto-Rundkorn-Reis (Arborio-Qualität), weil er beim Kochen weich und sämig wird. Geben Sie über den fertigen Reis ein bis zwei Teelöffel kalt gepresstes Olivenöl und würzen Sie ihn mit ein paar Tropfen Zitronensaft.

<u>Oliven-Zitronen-Mixtur bei Magen-Darm-Verstimmungen</u>

- 2 EL Olivenöl
- frisch gepresster Zitronensaft

Um leichte Magen-Darm-Verstimmungen wirksam zu behandeln, sollten Sie morgens auf nüchternen Magen oder abends vor dem Schlafengehen zwei Esslöffel Olivenöl mit einigen Tropfen frisch gepresstem Zitronensaft einnehmen.

Leichte Koliken bei Babys

Koliken sind krampfartige Bauchschmerzen, die oft die Ursache sind, wenn Babys lange und heftig schreien. Sie treten vorwiegend in den ersten drei Lebensmonaten auf. Auch wenn ihre Ursachen nicht bekannt sind, so gibt es einige Möglichkeiten, Koliken zu reduzieren. Eine davon ist die Massage des Bauches.

<u>Mandelmassage-Öl für Babys</u>

- 1 TL Mandelöl
- 1 Tropfen Kamille blau

Mischen Sie die Zutaten und massieren Sie den Baby-Bauch langsam und sanft im Uhrzeigersinn.

Zu viel Magensäure

Die Magenschleimhaut hat die Aufgabe, eine sehr starke Salzsäure zu produzieren, um Nahrung zu verdauen und eingetretene Bakterien zu töten. Diese Produktion beginnt bereits lange bevor Sie den ersten Bissen einer Mahlzeit im Mund haben. Allein die Erwartung auf ein köstliches Essen, der Anblick einer liebevoll angerichteten Speise sowie ihr aromatischer Geruch sorgen dafür, dass die Produktion von Magensäure in Gang gesetzt wird. Aber auch zwischen den Mahlzeiten und nachts wird Magensäure produziert. Normaler und koffeinfreier Kaffee, Bier und Wein regen die Bildung von Magensäure besonders an.

Kommt es zu einer Überproduktion von Magensäure, werden nicht nur die Nahrung verdaut und Bakterien getötet, sondern die Magensäure greift die Magenwand selbst an. Die Folge können Magengeschwüre und andere Magenerkrankungen sein. Sodbrennen, Gasbildung, Magenschmerzen oder eine schlechte Verdauung können Anzeichen von zu viel Magensäure sein. Dann hat sich kalt gepresstes Pflanzenöl – besonders Olivenöl – als sanftes Heilmittel mit erstaunlicher therapeutischer Wirkung bewährt.

<u>Olivenöl-Elixier</u>

Nehmen Sie vor dem Essen einen Esslöffel Olivenöl zu sich. Es reduziert die Magensäure und unterstützt die Verdauung.

Verstopfung

Mehr als 20 Prozent der Deutschen leiden unter gelegentlicher Verstopfung, mehr als fünf Prozent unter chronischer Darmträgheit. Die Ursa-

chen für Verstopfung sind unterschiedlich, z. B. eine Ernährung mit zu vielen gesättigten Fettsäuren, zu wenig Flüssigkeitszufuhr, mangelnder Bewegung und zu viel Stress.
Versorgen Sie Ihren Körper hingegen regelmäßig mit kalt gepressten Pflanzenölen, verwöhnen Sie ihn nicht nur mit essenziellen Fettsäuren, sondern fördern auf gesunde Weise auch ihre Verdauung. Darüber hinaus können Sie Darmträgheit mit Sport, Yoga und viel Bewegung entgegenwirken.

Mildes Verdauungselixier

- 3 x 1 TL Olivenöl

Nehmen Sie drei Mal täglich einen Teelöffel Olivenöl vor den Mahlzeiten.

Heilen und Pflegen: Massagen mit Pflanzenölen

Pflanzenöle spielen nicht nur als Heilmittel eine wichtige Rolle, sondern nehmen auch in der Körperpflege und Kosmetik einen immer größeren Platz ein. Als Garant für Zellverjüngung wurden sie unter anderem von den Griechen geschätzt, die immer eine Phiole mit frischem Öl bei sich trugen, wenn sie sich ins Bad begaben. Nach dem Baderitual salbten sie dann ihren Körper mit Olivenöl ein. Ohne die chemischen Inhaltsstoffe der Öle zu kennen, hatte die Erfahrung sie gelehrt, dass die regelmäßige Pflege mit Ölen ihnen bis ins hohe Alter eine gesunde, straffe Haut und glänzende Haare beschert. Diese Aspekte wurden auch von den Römern und den Indern geschätzt, bei denen Ölmassagen bis zum heutigen Tag eine wichtige Rolle spielen.

Auch in den modernen Industrienationen besinnt man sich wieder auf die Kenntnisse im Umgang mit Öl und orientiert sich an den alten Rezepten aus den Mittelmeerländern und Indien. Denn gerade heute, in unserer schnelllebigen, stressgeplagten Zeit sind Pflanzenöle ein wirksames Mittel, um der Haut trotz Stress und Umweltverschmutzung ein gesundes und gepflegtes Erscheinungsbild zu geben. Hinzu kommt, dass immer mehr Menschen durch eben diese Faktoren an Allergien und Unverträglichkeiten leiden und somit auf eine reizarme und gleichzeitig nährende und wirksame Hautpflege zurückgreifen bzw. diese zu schätzen lernen.

Ausgehend von dem wachsenden Interesse an traditionellen Heilverfah-

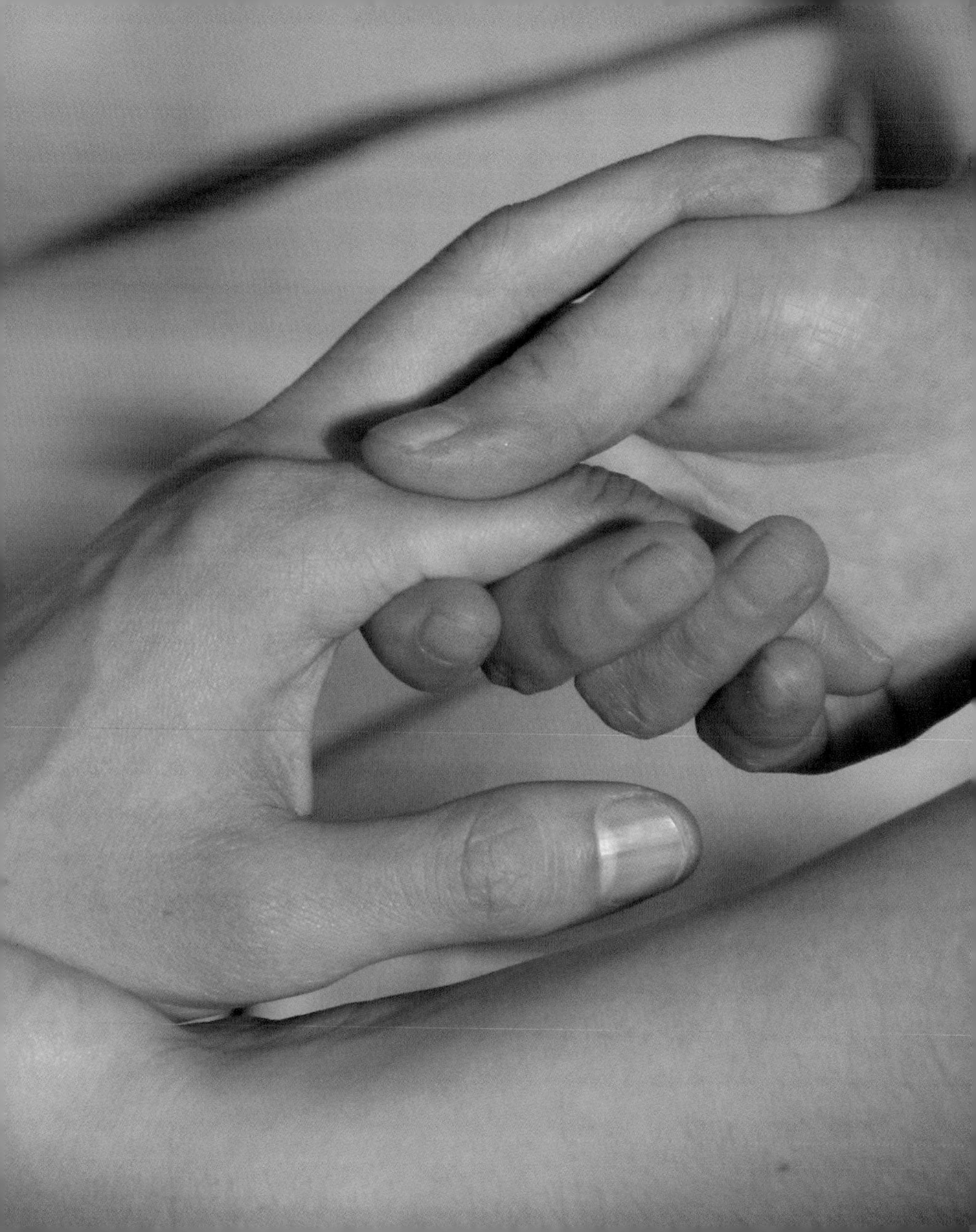

ren wie Ayurveda wird der Blick – vor allem vonseiten der Wissenschaft – nun auch immer mehr auf einheimische Pflanzenöle und ihre Wirksamkeit gerichtet. Die Untersuchungen belegen, dass naturbelassene Produkte aus Ölen sowie Anwendungen mit reinem Öl ausgezeichnet für Haut und Haare sind. Warum genau die Haut bei der Aufnahme des Öls eine so wichtige Rolle spielt und warum es sich deshalb empfiehlt, Massagen mit pflanzlichem Öl zum regelmäßigen Bestandteil der Körperpflege zu machen, werden Sie im nächsten Kapitel genauer erfahren. So viel schon vorweg: Dass Pflanzenöle geradezu ideal sind für unsere Haut, liegt an ihrer Zusammensetzung. Natives Olivenöl von höchster Qualität hat einen Anteil von 70–80 Prozent Fettsäuren und ist in seiner Zusammensetzung unserem Hautfett sehr ähnlich. Deshalb wird es von unserer Haut mühelos aufgenommen und vermischt sich problemlos mit dem körpereigenen Hydrolipidmantel (Fett- und Feuchtigkeitsmantel). Das Öl dringt tief in die Hornschichten ein und bindet dort in den Zwischenräumen der Zellen Feuchtigkeit. Gleichzeitig erfolgt eine Rückfettung, sodass typische Symptome von Trockenheit, wie Spannungsgefühle, Gereiztheit oder Irritationen der Haut, verschwinden. Auf so einfache und natürliche Weise können Sie einer frühzeitigen Faltenbildung entgegenwirken!

Tipp: Verwenden Sie auch für Ihre Haut- und Körperpflege nur frische, native Pflanzenöle, am besten aus biologischem Anbau. Verzichten Sie auf raffinierte oder ausrangierte Öle.

Heilende Wirkung von Massagen

Eine Massage mit heilenden Ölen verleiht Ihnen nicht nur ein gepflegtes äußeres Erscheinungsbild, sondern hilft Ihnen auch, Ihren Körper innerlich zu reinigen. Sie befreit Sie von alten, festsitzenden Schlacken und Schadstoffen, denn durch entsprechende Massagen werden Stoffwechselprodukte in den Zellen gelockert, sodass die körpereigenen Entgiftungssysteme von Haut, Nieren und Darm diese Ablagerungen ausscheiden können. Und je weniger die Zellen eines Menschen belastet sind, desto besser arbeiten die Organe und desto leichter und wohler fühlt man sich in der eigenen Haut. Dieser intensive innere Reinigungsprozess führt im übertragenen Sinn auch zu einer Reinigung auf seelischer Ebene und kann Sie tief entspannen. Regelmäßig eine Massage führt somit zum Aufblühen Ihrer ganzen Persönlichkeit. Dass Ölmassagen eine so umfassende Wirkung auf unseren Körper und Geist haben, liegt – wie bereits mehrfach gesagt – daran, dass die Haut als das größte Organ des Menschen über Nervenbahnen und Reflexwirkungen mit allen inneren Organen verbunden ist.

Tipp: Um die reinigende Wirkung einer Ölmassage zu verstärken, sollten Sie nach Möglichkeit 2–3 Liter warmes Wasser trinken. Dadurch werden die durch die Massage gelösten Schlackenstoffe besser ausgeschieden.

Neben ihrer wohltuenden und regenerierenden Wirkung zeichnen sich Massagen auch durch die positive Unterstützung bei verschiedenen Krankheitsbildern aus. So bringen sie etwa Druckgeschwüre schneller zum Abklingen und lassen Frühgeborene schneller an Gewicht zunehmen. Bei diabetischen Durchblutungsstörungen oder arteriellen Verschlusskrankheiten werden etwa Ablagerungen und Schlackenstoffe im Gewebe reduziert. Wechseljahresbeschwerden, chronische Spannungskopfschmerzen, Migräne, Stress und Anspannung können mithilfe regelmäßiger Massagen reduziert werden. Der Stoffwechsel wird angeregt, und selbst tiefer liegende Gewebsschichten wie die des Magen-Darmtraktes werden ganz natürlich aktiviert.

Durch regelmäßige Massagen weichen Müdigkeit und Schwere in Körper und Geist einem Gefühl der Frische, Ausgeglichenheit und Wachheit und bringen Ihnen körperliche, seelische und geistige Balance zurück. Über Ölmassagen können Sie auch sich selber wieder näher kommen, denn in der heutigen Zeit sind die meisten Menschen doch sehr kopflastig. Man arbeitet, denkt und versinkt etwa in der virtuellen Welt des Internets und vergisst dabei vollkommen, sich um das eigene körperliche und seelische Wohlergehen zu kümmern. Nehmen Sie sich deshalb immer wieder Zeit, sich selbst – oder einen anderen Menschen – mit einer Ölmassage zu verwöhnen!

Stoffwechsel und Massagen

Der menschliche Organismus wird durch eine Vielzahl unverdauter Stoffwechselgifte belastet, die entweder durch schlechte Ernährung oder zu viel Stress entstehen. Werden diese Gifte nicht aus dem Körper befördert, stören sie viele wichtige Stoffwechselvorgänge, wie etwa den lebensnotwendigen Sauerstofftransport in und zwischen den Zellen. Im Laufe der Jahre können auch die Innenwände der Blutgefäße in Mitleidenschaft gezogen werden, denn hier können sich Stoffe wie etwa Cholesterin ablagern und z. B. Arteriosklerose zur Folge haben. Gleichzeitig wird auch die natürliche Entgiftung des Körpers über die Haut behindert. Durch die regelmäßige Anwendung von Ölmassagen können Sie dieser Verschlackung entgegenwirken und die Entgiftung des Körpers unterstützen.

Basisöle für Massagen

Für Ganzkörpermassagen eignen sich besonders folgende Öle:

- *Sesamöl*

Kein zweites pflanzliches Öl erwärmt den menschlichen Körper so sehr wie Sesamöl. Aufgrund seiner dünnflüssigen Konsistenz kann es leicht und tief in die Haut eindringen und wird so vom Organismus besonders gut aufgenommen. Im Ayurveda nimmt Sesamöl aufgrund dieser Eigenschaften und seiner Nährwerte einen besonders hohen Stellenwert ein.

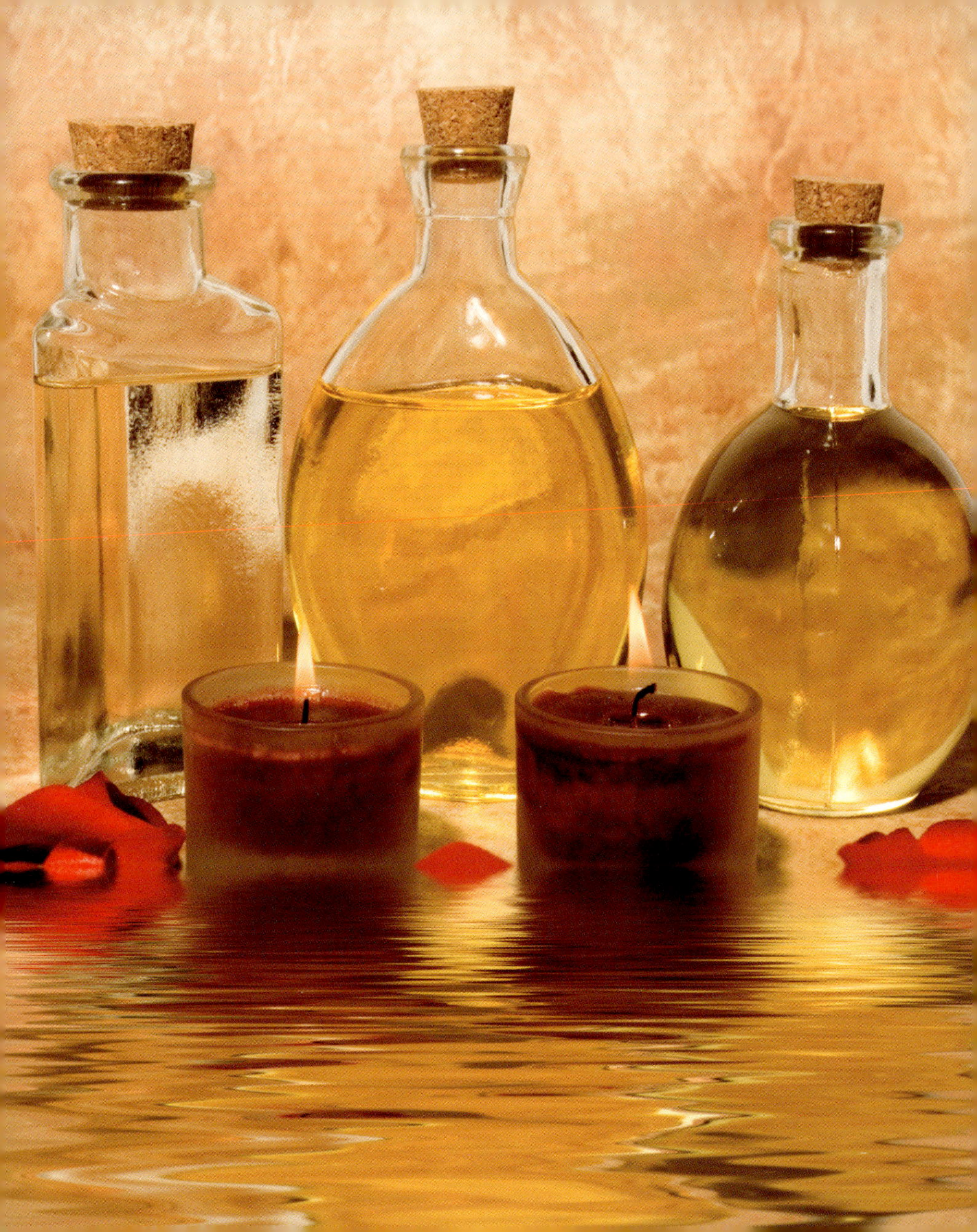

Gereiftes Sesam-Massageöl

Sie können die Wirkung Ihres Sesam-Massageöls noch erhöhen, indem Sie es vor Gebrauch »reifen«. Der Prozess verläuft folgendermaßen:

- Erhitzen Sie das Öl bei kleiner Hitze bis etwa 100 Grad. Um zu prüfen, ob das Öl den Siedepunkt erreicht hat, geben Sie einen Tropfen Wasser in den Topf. Bei etwa 100 Grad zerplatzt dieser Tropfen hörbar.
- Sobald das Öl die gewünschte Temperatur erreicht hat, nehmen Sie es von der Kochplatte und lassen es abkühlen.

Achtung: Wird das Öl überhitzt, – was daran zu erkennen ist, dass es anfängt zu dampfen –, ist es nicht mehr zu gebrauchen. Ab 110 Grad Celsius werden die im Sesamöl enthaltenen essenziellen ungesättigten Fettsäuren in gesättigte umgewandelt und damit wird das Öl seiner Heilwirkung beraubt. Beachten Sie auch, dass pflanzliche Öle leicht brennbar sind. Bleiben Sie auch deshalb unbedingt in der Nähe!

Tipp: Gereifte Öle gibt es mittlerweile auch in Bioläden. Das bereits aufbereitete Sesamöl müssen Sie nur noch leicht aufwärmen.

- *Olivenöl*

Olivenöl, ähnlich wirksam wie Sesamöl, ist besonders empfehlenswert, wenn Sie allergisch auf Sesamöl reagieren. Während Sesamöl eine eher wärmende Wirkung hat, hat Olivenöl kühlende Eigenschaften und eignet sich besonders dann, wenn Sie rasch schwitzen, sich emotional schnell erhitzen oder leicht reizbar sind.

- *Mandelöl*

Sollten Sie von Ihrem Hauttyp her eher sensibel sein, dann stellt Mandelöl neben Oliven- und Sesamöl eine feine Alternative dar. Es dringt allerdings nicht so gut in die Haut ein und ist infolgedessen etwas weniger anregend für den Stoffwechsel als die anderen beiden Öle.

- *Sonnenblumenöl*

Eine andere Alternative zu Oliven- und Sesamöl ist Sonnenblumenöl. Es ist vergleichsweise mild, aber ähnlich wie Mandelöl ist es nicht so stoffwechselaktiv wie Sesamöl.

Baby-Massageöl

Wenn Sie ein Baby massieren, sollten Sie nur hochwertigste Öle verwenden, wenn möglich aus kbA-Qualität mit zartem Aroma. Für Babymassagen eigen sich ebenfalls Sesam-, Oliven-, Mandel- und Sonnenblumenöl, wobei auch hier Sesamöl die größte Tiefenwirkung aufweist. Gleichzeitig ist es ratsam, in den ersten Monaten nur mit Basisölen zu arbeiten und nicht zusätzlich ätherische Öle zu verwenden. Der eigene Geruch und der Geruch der Mutter stellen für den Säugling gerade in der ersten Zeit eine wichtige Orientierung dar und sollten nicht durch andere Düfte gestört werden.

Harmonie durch Ganzkörpermassagen

Während Teilkörpermassagen bereits eine spürbare Wirkung auf das körperliche, seelische und geistige Wohlbefinden eines Menschen haben, so haben Ganzkörpermassagen eine weitreichendere Tiefenwirkung. Alle Organe und Drüsen des Körpers stehen in Beziehung zueinander, sodass die sanften Berührungen und Streichungen zahlreiche Wechselwirkungen auslösen. Jede Handbewegung belebt über Nervenbahnen das entsprechende Gehirnareal und aktiviert oder beruhigt gleichzeitig das mit dem Hautbereich verbundene Organ oder Organsystem.

Verwöhnen Sie sich – Eigenmassage leicht gemacht

Massieren Sie Ihren Körper am besten am frühen Morgen, wenn möglich nach dem ersten Stuhlgang. Ölen Sie sich dabei einmal vollständig von oben nach unten ein und führen Sie anschließend die eigentliche Massage (siehe unten) durch. So kann das Öl schon in die Haut einziehen, während Sie sich massieren. Ob Sie sich sitzend oder stehend massieren, können Sie Ihrer persönlichen Vorliebe entsprechend entscheiden. Wichtig ist, dass Sie sich entspannen und diese Zeit mit sich selbst genießen.

Achten Sie bei der Massage generell auf folgende Punkte:

- Massieren Sie Gelenke mit kreisenden Bewegungen, zuerst um das jeweilige Gelenk herum, danach über das Gelenk.

- Massieren Sie Körperpartien wie Ober- und Unterarme, Ober- und Unterschenkel sowie den Rücken mit großen auf- und abführenden Längsstrichen.
- Massieren Sie Beine und Rumpf mit beiden Händen an den einander entsprechenden Körperpartien gleichzeitig.
- Massieren Sie alle Körperpartien nach Möglichkeit mit der ganzen Hand, die vollständig am Körper aufliegt.
- Achten Sie darauf, dass die Hand beim Wechsel der Bewegungen und Strichrichtungen wenn möglich immer die Haut berührt. Ist ein Abheben der Hände jedoch unumgänglich, massieren Sie mit weichen, fließenden Übergängen weiter.
- Führen Sie alle Bewegungen zwei- oder dreimal durch, indem Sie z. B. ein Bein mehrmals hintereinander mit großen Längsstrichen massieren – nach Möglichkeit sollten Sie sogar am ganzen Körper die gleiche Anzahl von Auf- und Abwärtsbewegungen durchführen.

Kopf, Gesicht und Ohren

Tauchen Sie Ihre Fingerspitzen in das angewärmte Öl und fahren Sie im Nacken, unter den Haaren hindurch, sanft in kleinen kreisenden Bewegungen auf der Kopfhaut entlang. Wiederholen Sie diesen Vorgang so lange, bis die gesamte Kopfhaut von einem Ölfilm überzogen ist. Achten Sie gleichzeitig darauf, dass Sie nicht zu viel Öl in die Haare geben, sondern das Hauptaugenmerk der Massage auf der Kopfhaut liegt.
Nachdem Sie die ganze Kopfhaut behandelt haben, können Sie zu Ihren Ohren übergehen. Da zahlreiche Reflexpunkte der inneren Organe an den Ohren zu finden sind, sollten Sie vorsichtig und sorgfältig zugleich

von innen nach außen massiert werden. Kreisen Sie dabei nach Möglichkeit mit den Fingerspitzen parallel zur Hautoberfläche. Es sollten immer mehrere Fingerkuppen nebeneinanderliegen. Alternativ können Sie auch, wo es einfacher und leichter geht, mit dem Handballen massieren.

Hals und Nacken

Streichen Sie Hals und Nacken von allen Seiten gleichmäßig und sanft auf und ab. Passen Sie dabei den Druck ihrem individuellen Empfinden an. Da der Nacken meistens aber sehr verspannt ist, sollten Sie diese Region intensiv und gleichzeitig eher mit etwas mehr Druck massieren.

Arme

Massieren Sie Ihre Arme von oben nach unten, über das Schultergelenk, den Ellenbogen und das Handgelenk mit kreisenden Bewegungen, dazwischen mit Längsstrichen.

Hände

Massieren Sie Handrücken und -flächen mit kreisenden Bewegungen, die Finger hingegen mit Längsstrichen. Sie können aber auch jeden einzelnen Finger mit den Fingern der aktiven Hand umschließen, während Sie an ihm auf- und abstreichen.

Brust- und Bauch

Massieren Sie den Brustkorb mit gleichmäßigen, kreisenden Bewegungen. Den Bauch sollten Sie ebenfalls mit großen kreisenden Bewegungen massieren, allerdings unbedingt im Uhrzeigersinn, um dem Verlauf des Dickdarms zu folgen und zu unterstützen. Kreisen Sie dabei von rechts unten nach links oben, schließen Sie den Kreis und wiederholen Sie diese Bewegungen mehrmals.

Rücken

Massieren Sie Ihren Rücken mit Längsstrichen, alle anderen Bewegungen sind bei der Eigenbehandlung unbequem. Die Lendenwirbelsäule können Sie wiederum mit kleinen kreisenden Bewegungen und das Gesäß mit großen, kreisenden Bewegungen massieren.

Beine

Ihre Beine können Sie seitengleich mit beiden Händen parallel massieren. Beginnen Sie mit den Hüftgelenken und fahren Sie langsam abwärts. Schenken Sie Ihren Hüft-, Knie- und Fußgelenken besonders viel Aufmerksamkeit. Die Knie können Sie von allen Seiten mit kreisenden Bewegungen massieren, weil so die gesamte Hautoberfläche aktiviert wird und das Öl tief ins Gelenk einziehen kann. Ober- und Unterschenkel massieren Sie am besten mit Auf- und Abstrichen.

Füße

Lassen Sie sich bei den Füssen besonders viel Zeit. Schließlich tragen sie die gesamte Last des Körpers.
Legen Sie den rechten Fuß auf das linke Knie. Reiben Sie den ganzen Fuß zunächst mit etwas Fußmassageöl ein. Packen Sie dann mit einer Hand fest die Ferse und ziehen mit der anderen Hand die Zehen nach vorne,

Ölmassagen wirken auf Körper und Geist, weil die Haut über Nervenbahnen und Reflexwirkungen mit allen inneren Organen verbunden ist.

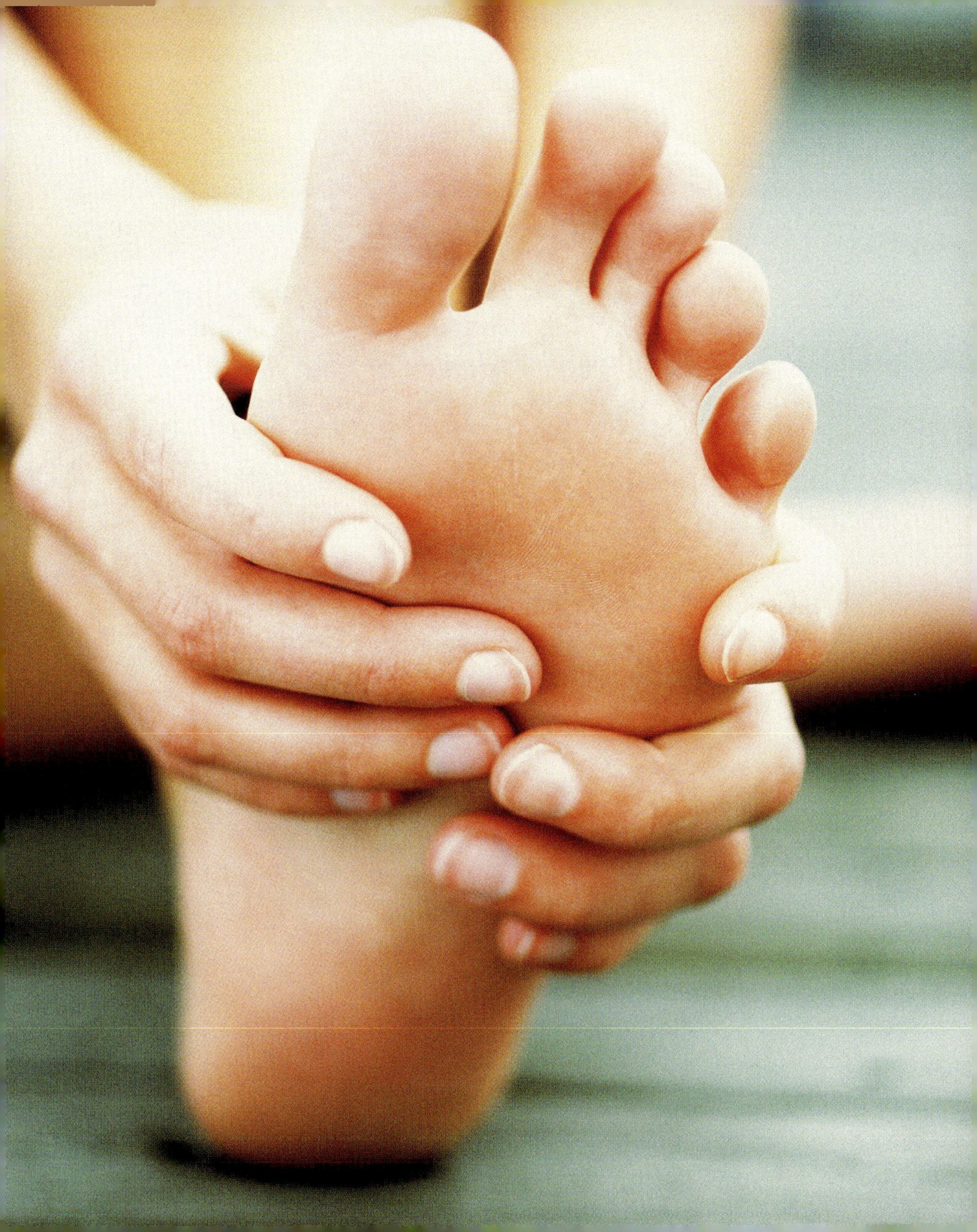

weil dies die Flexibilität erhöht. Drücken und drehen Sie anschließend jeden einzelnen Zeh mit den Fingern. Üben Sie zum Schluss mit dem Daumen tiefen, kreisenden Druck auf die Fußsohle aus. Wechseln Sie danach die Füße. Gehen Sie anschließend am besten etwas barfuß. Das kräftigt Ihre Füße und Beine zusätzlich.
Eine Fußmassage ist neben einer Bauchmassage wohl eine der wirksamsten Teilkörpermassagen. Eine Fußmassage ist besonders dann wirksam, wenn Sie den ganzen Tag stehen müssen, enge Schuhe tragen, oder aber unter Schlaflosigkeit, Nervosität oder Abgeschlagenheit leiden. Fußmassagen entspannen und beleben zugleich. Sie stärken das Immunsystem und die geistige Balance. Am effizientesten ist eine Fußmassage nach einem anstrengenden Arbeitstag, weil sie dann besonders entspannend wirkt, schön in den Feierabend überleitet oder zu einem beruhigenden Ritual vor dem Einschlafen werden kann.

<u>Massageöl für Fußmassage</u>

- 100 ml Mandel-, Oliven- oder Sonnenblumenöl
- 6 Tropfen Lavendelöl
- 4 Tropfen Rosmarinöl
- 4 Tropfen Bergamotteöl

Mischen Sie die Öle und füllen Sie diese in eine kleine Flasche. Wärmen Sie die Flasche vor der Massage handwarm auf, bevor Sie etwas Öl in die Handflächen geben und Ihre Füße damit massieren (siehe oben).

Behandlungsdauer

Nehmen Sie sich für die Eigenmassage jeden Tag 20 bis 30 Minuten Zeit.

Das Öl zieht nämlich erst nach zwei bis drei Minuten in die tieferen Hautschichten ein und hat diese erst nach etwa zehn Minuten erreicht. Erst dann beginnt es, fettlösliche Stoffwechselschlacken zu binden. Lassen Sie das Öl anschließend noch etwa zehn Minuten auf der Haut, damit die gebundenen fettlöslichen Toxine ins Blut wandern können oder an die Hautoberfläche zurückkommen können. Nutzen Sie diese Zeit, um sich die Zähne zu putzen, tief durchzuatmen oder um sich selbst im Spiegel zu bewundern. Duschen Sie anschließend das Öl ab.

Die Partnermassage

Wenn Sie Spaß daran haben, sich selbst mit einer Massage zu verwöhnen, werden Sie es bestimmt auch genießen, Ihren Partner oder eine andere Person mit warmen Ölen zu massieren. Achten Sie auf Folgendes:

- Führen Sie die Massage in einem Raum durch, in dem die Temperatur angenehm ist.
- Führen Sie bei der Partnermassage dieselben Streichungen und Bewegungen durch wie bei der Eigenmassage.
- Kopf, Schulter und Nacken können Sie massieren, während der Behandelte auf einem Stuhl sitzt. Danach kann er sich auf ein Frotteetuch legen.
- Massieren Sie zuerst in Rückenlage Arme, Hände sowie Brust- und Bauchbereich, danach folgen in Bauchlage Nacken, Schultern, Oberarme, Ellenbogen und anschließend Unterarme und Hände. Gehen Sie dann zur Massage des Rückens über, anschließend die Rückseiten

der Beine, beginnend mit dem Hüftgelenk, dann folgen Oberschenkel, Knie, Unterschenkel und Füße.

- Wickeln Sie Ihren Massagepartner danach in ein Betttuch ein. Bei Bedarf können Sie darüber auch eine Decke legen. Lassen Sie ihn alleine 20 Minuten nachruhen. Das intensiviert die entspannende Wirkung und aktiviert die Selbstheilungskräfte.

Massagen während der Schwangerschaft

Verwöhnen Sie sich selbst – und das Baby, das Sie in sich tragen – mit entspannenden und aufbauenden Massagen. Achten Sie darauf, dass Sie in den Schwangerschaftsmonaten nur solche Öle verwenden, die Sie entspannen und die Haut geschmeidig werden oder bleiben lässt. Massagen, die eine ausleitende, entschlackende Wirkungen haben, sollten Sie vermeiden, weil die gelösten Stoffwechselrückstände aus dem Gewebe über den Weg des mütterlichen Blutkreislaufes auch das Ungeborene erreichen.

<u>Entspannungsmassage für Schwangere</u>

- 4 EL Mandel- oder Sonnenblumenöl
- 3 Tropfen Lavendelöl
- 1 Tropfen Rosenöl

Das Mandelöl leicht erwärmen und die anderen Öle zufügen. Massieren Sie den Bauch mit sanften Bewegungen im Uhrzeigersinn.

Vitalisierende Massage für Schwangere

- 4–6 EL Mandel- oder Sonnenblumenöl
- 3 Tropfen Orangenöl
- 2 Tropfen Rosenöl

Das Mandelöl leicht erwärmen und mit den anderen Ölen vermischen. Damit den Körper sanft einreiben.

Die Baby-Massage

Die Baby-Massage hat ihren Ursprung im Ayurveda, wo sie als Abhyanga bezeichnet wird. Sie stellt eine sanfte Methode da, dem Baby nahe zu sein und dessen körperliches Wohlbefinden zu stärken, weil Nervenenden die Haut mit sämtlichen Organen und Geweben im Körper verbinden und durch das Massieren das gesamte körperliche und seelische System des Babys beruhigt und positiv beeinflusst wird.

Das sind die heilenden Wirkungen der Baby-Abhyanga:

- fördert die Verdauung und beugt auf sanfte und natürliche Weise Blähungen und Koliken vor
- verbessert die Durchblutung der Haut und fördert durch die Durchblutung der Kopfhaut einen gesunden Haarwuchs und kräftigt die Haarwurzeln
- sorgt für eine Durchblutung der Muskeln und stärkt positiv den Muskeltonus
- stärkt die Abwehrkräfte
- kräftigt den gesamten Bewegungsapparat

- beruhigt den natürlichen Schlaf
- stärkt das Nervensystem
- legt die Basis für ein gutes Körpergefühl und eine gute Koordination der Bewegungen für das gesamte spätere Leben

Daneben fördern Baby-Massagen auch die emotionale Beziehung zwischen Eltern und Kind, da die Babys während der Massage die liebevolle Zuwendung, Zärtlichkeit und Liebe der Eltern genießen.

Auf Folgendes sollten Sie bei der Baby-Massage achten:

- Das Baby sollte weder hungrig noch müde sein, sodass Sie sich ganz auf die Massage konzentrieren können.
- Die Raumtemperatur sollte ca. 25 Grad Celsius betragen, damit das Baby nicht friert oder auskühlt.
- Es sollte auf einer warmen und weichen Unterlage liegen.
- Massieren Sie mit warmen Händen.
- Achten Sie während der Massage auf die Signale des Babys. Kommunizieren Sie mit ihm über die Berührung. Es wird Ihnen sagen, was es mag und was nicht.

Baby-Massageöl

- 4 EL Mandelöl
- 2 Tropfen Lavendelöl

Erwärmen Sie das Mandelöl und mischen Sie es vor der Massage mit dem Lavendelöl.

Dieses Massageöl eignet sich besonders für eine Massage am Abend.

Vitalisierende Kombination: Massage und Bad

Eine leichte Massage und ein wohltuendes Bad lassen sich besonders gut kombinieren. Das folgende Bad ist besonders vitalisierend. Seine belebende Wirkung können Sie noch erhöhen, indem Sie sich vor dem Bad mit einem Seidenhandschuh massieren und den ganzen Körper dabei sanft abreiben.

Belebendes Ölbad

- 4–6 EL Sonnenblumen- oder Mandelöl
- 9 Tropfen Rosmarinöl
- 5 Tropfen Lavendelöl
- 4 Tropfen Basilikumöl
- 2 Tropfen Nelkenöl
- etwas Meersalz

Mischen Sie die Zutaten und geben Sie diese in eine Badewanne mit handwarmem Wasser. Bleiben Sie ca. zehn Minuten in der Badewanne liegen und atmen Sie während dieser Zeit ganz bewusst tief ein und aus. Stellen Sie sich vor, wie Sie mit jedem Ausatmen den Stress und die Müdigkeit aus Ihrem Körper vertreiben.

Pflanzenöle in der Kosmetik

Wie bereits mehrfach erwähnt, erfüllt die Haut als unser größtes Organ lebensnotwendige Funktionen. Diese können durch regelmäßige Massagen maßgeblich unterstützt werden! Wie die Haut aufgebaut ist, soll deshalb hier kurz beschrieben werden.
Die Haut ist unser Schutzwall zwischen dem Körper und der Außenwelt. Sie besteht aus drei Schichten und ist mit einem hoch spezialisierten Immunsystem ausgestattet. Nur wenn die Haut gesund ist, kann sie entsprechend arbeiten und uns vor Keimen, Bakterien und Viren schützen. Die oberste Hautschicht ist die »Oberhaut« oder »Epidermis«, dann folgen die »Lederhaut« und das Unterhautfettgewebe. Jede Hautschicht hat unterschiedliche Aufgaben. Die Epidermis schützt uns etwa vor Eindringlingen wie körperfremden Substanzen oder infektiösen Keimen und sorgt dafür, dass die Haut nicht austrocknet. Das Unterhautfettgewebe und die Lederhaut verleihen der Haut Elastizität und Festigkeit. Aus diesem Grund sollten wir unsere Haut entsprechend sorgfältig pflegen. Das wirkt sich auf unsere körperliche Gesundheit und unser seelisches Wohlergehen aus. Massieren Sie Ihre Haut deshalb regelmäßig und verwöhnen Sie sie mit den wohltuenden Ingredienzien von pflanzlichen Ölen!

Pflanzenöle, regelmäßig angewendet, verleihen Haaren ein gesundes und geschmeidiges Aussehen und sorgen dafür, dass Nägel kraftvoll bleiben.

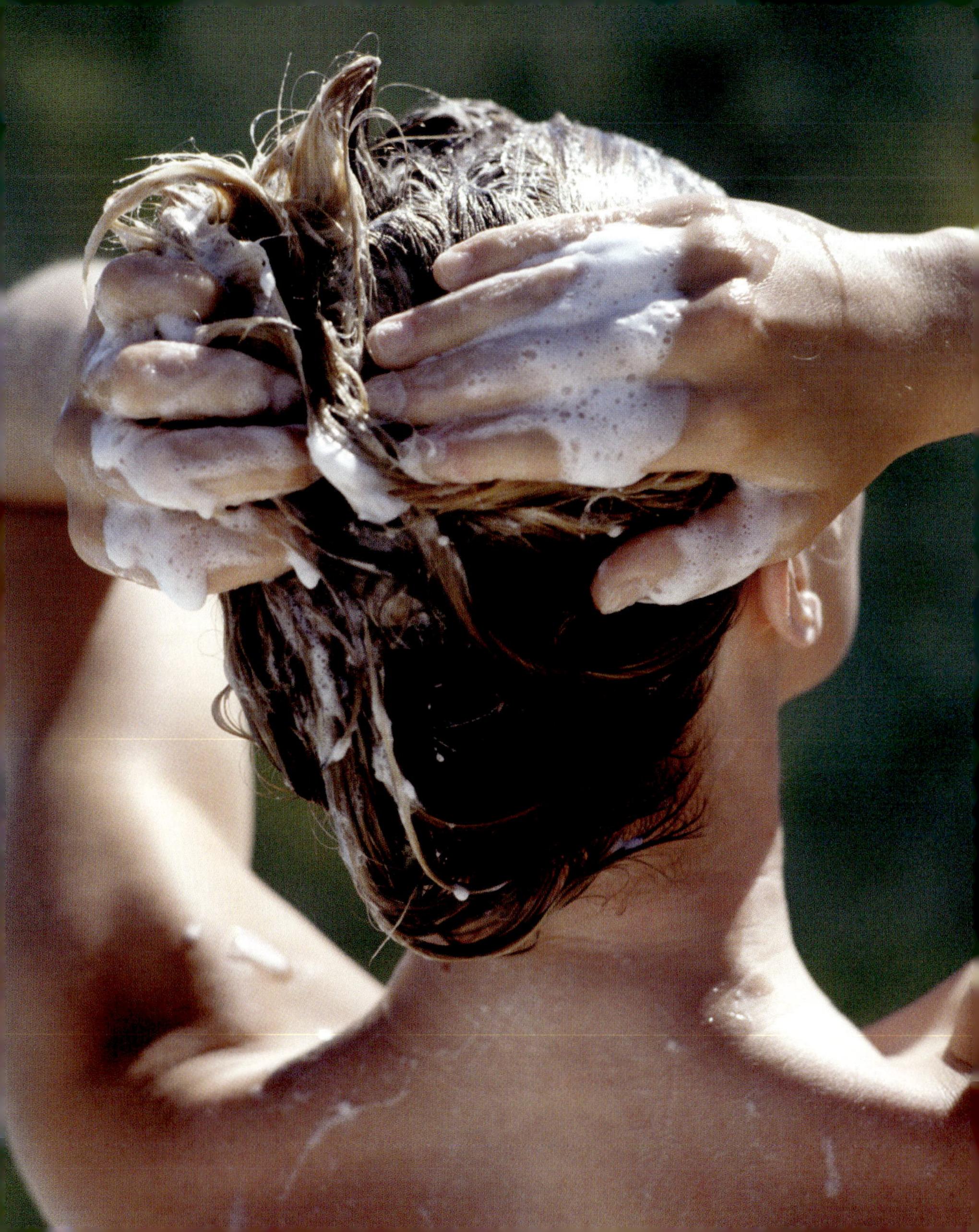

Schöne Haare

Pflanzenöle versorgen, regelmäßig angewendet, auch Haare und Nägel mit wichtigen Fettsäuren und Fettbegleitstoffen. Sie verleihen den Haaren ein gesundes und geschmeidiges Aussehen und sorgen dafür, dass Nägel kraftvoll bleiben. Folgende Anwendungen haben sich in der Haar- und Nagelpflege bewährt.

Behandlung von trockenen Haarspitzen
Massieren Sie etwas Oliven-, Mandel- oder Arganöl direkt in Ihre Haarspitzen ein.

Ölkur bei trockenen Haaren
Massieren Sie etwas warmes Oliven-, Mandel- oder Arganöl in Ihre Haare und auf Ihre Kopfhaut. Wickeln Sie den Kopf anschließend in ein vorgewärmtes Handtuch und lassen Sie die Packung ca. 30 bis 45 Minuten, maximal eine Stunde einziehen. Spülen Sie das Öl anschließend aus, bevor Sie die Haare evtl. noch einmal mit einem normalen Shampoo waschen.

Massage bei fettigem Haar
- 2 EL Mandel- oder Kürbiskernöl
- 2 Tropfen Jojobaöl
- 2 Tropfen Zitronenöl
- 2 Tropfen Lavendelöl

Mischen Sie die Zutaten und massieren Sie Ihre Kopfhaut regelmäßig damit ein.

Behandlung von Schuppen

Verwöhnen Sie Ihre Kopfhaut jeden Morgen nach dem Duschen mit folgender Ölmischung.

- 2 EL Sesam- oder Mandelöl
- 4 Tropfen Jojobaöl
- 3 Tropfen Eukalyptusöl
- 3 Tropfen Rosenöl

Mischen Sie die Zutaten in einem kleinen Schälchen und tunken Sie anschließend die Fingerspitzen beider Hände in das Öl ein. Massieren Sie das Öl anschließend mit leichtem Druck sanft auf der ganzen Kopfhaut. Beginnen Sie jeweils am Haaransatz und gehen Sie dann langsam mit kreisenden Bewegungen zur Kopfmitte. Beginnen Sie oben an der Stirn und gehen Sie langsam hinunter bis zum Nackenansatz, die ganze Kopfhaut entlang.

Kräftigende Haarkur

- 4 EL Argan-, Kürbiskern-, Oliven- oder Mandelöl
- 10 Tropfen Zitronensaft.

Verrühren Sie die Zutaten und massieren Sie das Öl in das feuchte Haar. Lassen Sie die Haarkur ca. 20 Minuten einwirken, bevor Sie die Haare mit warmem Wasser ausspülen.

Öl gegen leichten Haarausfall

- 4–5 EL Arganöl (alternativ Olivenöl)
- 5 Tropfen ätherisches Thymianöl
- 5 Tropfen Rosmarinöl
- 5 Tropfen Zedernholzöl

Vermischen Sie die Zutaten und massieren Sie diese duftende Ölpackung vor der Haarwäsche sanft in Kopfhaut und Haare ein. Umwickeln Sie den Kopf mit einem warmen Handtuch und lassen Sie die Packung mindestens 30 Minuten einziehen. Spülen Sie die Packung anschließend mit warmem Wasser aus.

Tipp: Auch brüchigen Nägeln geben kalt gepresstes Mandel-, Oliven- oder Arganöl frischen Glanz! Tragen Sie einige Tropfen auf die Nägel auf und massieren sie das Öl in das Nagelbett ein.

Heilende Pflanzenöle in der Küche

Wie bereits in den ersten Kapiteln dargestellt, haben Ernährungswissenschaftler erkannt, dass naturbelassene Öle einen ganz unglaublichen Reichtum an lebenswichtigen Vitalstoffen, Vitaminen und Fetten beinhalten. Dieser Reichtum steht Ihnen aber nur in kalt gepressten Ölen, am besten aus biologischem Anbau, zur Verfügung. Nur sie enthalten die mehrfach ungesättigten Fettsäuren und wichtige Fettbegleitstoffe in ausreichendem Maße und gewährleisten über die Ernährung eine entsprechende Unterstützung für Ihre körperliche Gesundheit. Ganz abgesehen davon bleibt bei kalt gepressten Ölen jeweils der besondere Geschmack erhalten.

Ihre Küche lässt sich also mit dem Einsatz kalt gepresster Öle um eine zusätzliche Prise Gesundheit ergänzen und gleichzeitig auf äußerst köstliche Weise verfeinern. Seien Sie kreativ und experimentieren Sie einfach mit den hier im Buch aufgeführten Ölen. Reichern Sie Ihr Sommer-Salatdressing mit einem köstlichen Nussöl an, ergänzen Sie Ihren Kartoffelsalat mit einem Schuss Rapsöl oder schmecken Sie Ihr gedünstetes Gemüse mit einem feinen Sesamöl ab. Sie werden überrascht sein, wie einfach sich naturbelassene Öle in Ihre tägliche Küche einfügen lassen und welch breite Geschmacksvielfalt sich dadurch eröffnet.

Pflanzenöle in der Küche

Arganöl – gelblich orange – verfeinert mit seinem herb-nussigem Geschmack besonders orientalische Spezialitäten. Es eignet sich aber auch für Desserts und zu Salaten.
Distelöl – goldgelb bis rötlich – verbessert mit seinem angenehm kräftigen Geschmack Soßen und Salatdressings. Es sollte nicht zum Braten verwendet werden.
Erdnussöl – klar, gelblich – rundet mit seinem intensiven Erdnussgeschmack besonders asiatische Wokgerichte ab. Durch seine hohe Hitzebeständigkeit ist es eine gesunde Alternative zu herkömmlichen Brat- und Frittierfetten.
Hanföl – grünlich braun – eignet sich durch seine aromatische Geschmacksnote besonders für die Zubereitung von Brotaufstrichen, Marinaden und Salatdressings. Es sollte nicht zum Braten verwendet werden.
Haselnussöl – klar, gelblich bis bräunlich – ist durch seinen mildnussigen Geschmack besonders für Crêpes und feine Desserts ideal. Haselnussöl wird nur sparsam verwendet.
Kürbiskernöl – dunkelgrün-braun – schmeckt sehr würzig. Es genügen ein paar Spritzer, um einem frischen Sommersalat oder einem edlen Fischgericht ein einzigartiges, vollmundiges Aroma zu verleihen. Es sollte nicht zum Braten verwendet werden!
Leinöl – gelblich – passt durch seinen intensiv-herben Geschmack

zu zartem Gemüse, Frischkäse oder Quark, aber auch zu Pellkartoffeln. Auch hier gilt: Bitte nicht zum Braten verwenden!
Mandelöl – blass bis gelb – ist durch sein besonders feines Nussaroma in jeder Backstube eine unverzichtbare Zutat.
Olivenöl – grünlich – ist von mild bis intensiv fruchtig der Pfeiler sowohl in der kalten als auch warmen Mittelmeerküche.
Rapsöl – bernsteinfarben – sorgt durch seinen milden, nussigen Geschmack besonders in Kraut-, Bohnen-, Kartoffel- und Nudelsalaten für eine besondere Geschmacksnote.
Sesamöl – blassgelb – ist in der makrobiotischen und ayurvedischen Küche unverzichtbar. Durch seinen milden und gleichzeitig ausgesprochen nussigen Geschmack verfeinert es Gemüsegerichte, aber auch Pasta- und Reisrezepte.
Sonnenblumenöl – hellgelb – ist dezent und mild im Geschmack und eine ideale Zutat für Rohkostgerichte und Salate.
Walnussöl – hellgelb bis grün – bringt Raffinesse in Salate, an gedünstetes Gemüse und verfeinert süße Crêpes.

Öle zum Braten

Kalt gepresste Öle zeichnen sich durch ihre hochwertige Zusammensetzung an ungesättigten Fettsäuren aus. Einige dieser Inhaltsstoffe werden durch Hitze zerstört. Aus diesem Grund sollten manche Öle nur in der kalten Küche angewendet oder nur schonend erwärmt werden.
Die folgende Tabelle zeigt Ihnen, welche Öle Sie wie anwenden können.

Haselnussöl	Nicht erhitzen
Hanföl	Nicht erhitzen
Sonnenblumenöl	Nicht erhitzen
Walnussöl	Nicht erhitzen
Kürbiskernöl	Nicht erhitzen
Leinöl	Nicht erhitzen
Distelöl	Nicht stark erhitzen
Mandelöl	Nicht stark erhitzen
Rapsöl	Mäßig erhitzbar, zum Kochen geeignet
Arganöl	Zum Kochen geeignet
Olivenöl	Erhitzbar
Sesamöl	Erhitzbar
Erdnussöl	Hoch erhitzbar

Pflanzenöle in der Küche – worauf Sie sonst noch achten sollten!

Prüfen Sie, bevor Sie ein Öl in der Küche verwenden, wie es schmeckt. Die folgenden Geschmacksnoten geben Ihnen Hinweise auf die Qualität eines Öls, so schmecken Sie z. B. Mängel bei der Gewinnung des Öls, aber auch, ob es sich durch falsche Lagerung (Licht und Luft) geschmacklich verändert hat.

- *Bitter:*

Ein Öl kann bitter schmecken, weil Stiele und Blätter einer Pflanze nicht

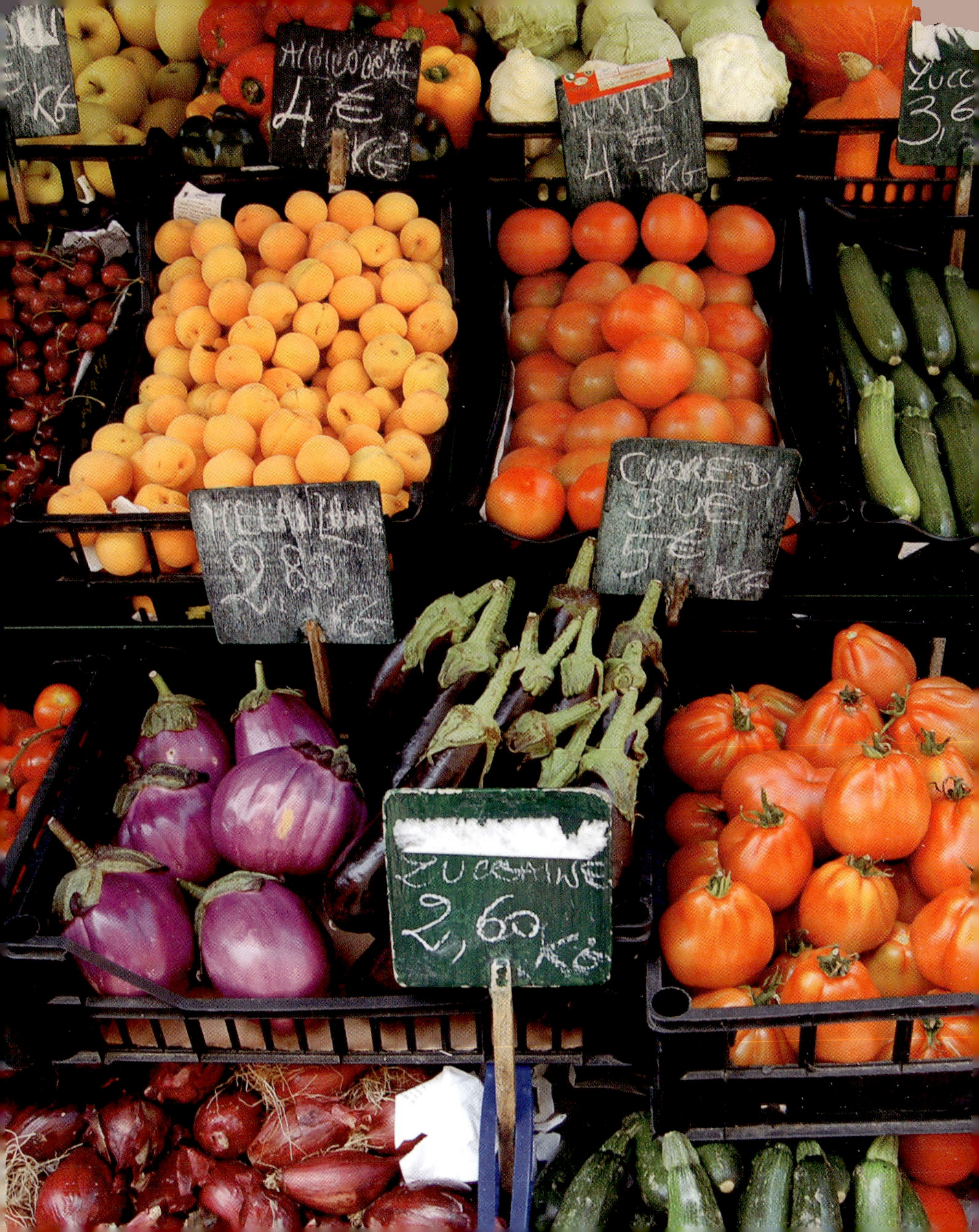
ALBICOCCHE
4 €
KG
CUORE DI
BUE
5 €
KG
2,80
KG
ZUCCHINE
2,60
KG
ZUCC
3,6

gründlich ausgesiebt wurden, sondern bei der Verarbeitung des Öls unachtsam mitverarbeitet wurden.

- *Fettig, talgig oder seifig:*

Eine seifenartige oder buttrige Geschmacksnote findet sich manchmal bei Olivenölen. Es ist ein Hinweis dafür, dass die Oliven vor der Ernte von der Olivenfliege befallen waren.

- *Muffig:*

Ein modriger Geschmack ist ein sicheres Zeichen dafür, dass ein Öl über einen zu langen Zeitraum gelagert wurde.

- *Ranzig:*

Riecht oder schmeckt ein Öl bereits bei der Öffnung der Flasche ranzig oder gar faul, war es bei der Herstellung zu lange Licht, Luft oder Wärme ausgesetzt und ist infolgedessen oxidiert. Findet sich der ranzige Geschmack bei einer offenen Flasche vor, ist das Öl eindeutig zu alt.

- *Sauer:*

Wurde bei der Ernte oder der Verarbeitung der Pflanze nicht sorgfältig gearbeitet, schmeckt das Öl sauer oder auch beißend. Dies weist auf zu viele freie Fettsäuren im Öl hin.

- *Schimmelig:*

Wurde eine Pflanze nicht trocken gelagert, bilden sich Schimmel- oder Hefepilze.

- *Schlammig:*

Dieser Geschmack tritt infolge mangelnder Hygiene bei der Lagerung auf. Wird der Bodensatz nämlich nicht regelmäßig aus einem Dekantierbecken entfernt, schmeckt das Öl schlammig.

- *Schmierig:*

Eine schmierige Geschmacksnote ist ebenfalls ein Indiz für einen unachtsamen Umgang bei der Produktion, z. B. wenn Maschinen nicht sorgfältig gereinigt werden.

> Viele der hier im Buch aufgeführten Öle sind aufgrund ihrer natürlichen Beschaffenheit sehr empfindlich. So reagieren die lebendigen, ungesättigten und mehrfach ungesättigten Fette eines Öls sehr sensibel auf Licht und sollten unbedingt an einem lichtgeschützten, kühlen Platz aufbewahrt werden. Verbrauchen Sie angebrochene Flaschen deshalb nach Möglichkeit zügig! Das gilt besonders für Distel-, Lein- und Walnussöl.

Rezepte mit Pflanzenölen

Die folgenden, leicht nachzukochenden Rezepte sind jeweils für drei bis vier Personen komponiert. Um Ihrem Körper eine möglichst große Menge an Vitaminen und Vitalstoffen zuzuführen, empfiehlt es sich, nicht nur die Öle, sondern auch alle anderen Lebensmittel aus biologischem Anbau zu verwenden.

… mit Arganöl

Unvergleichlich nussig im Geschmack, ergänzt Arganöl die aromatische

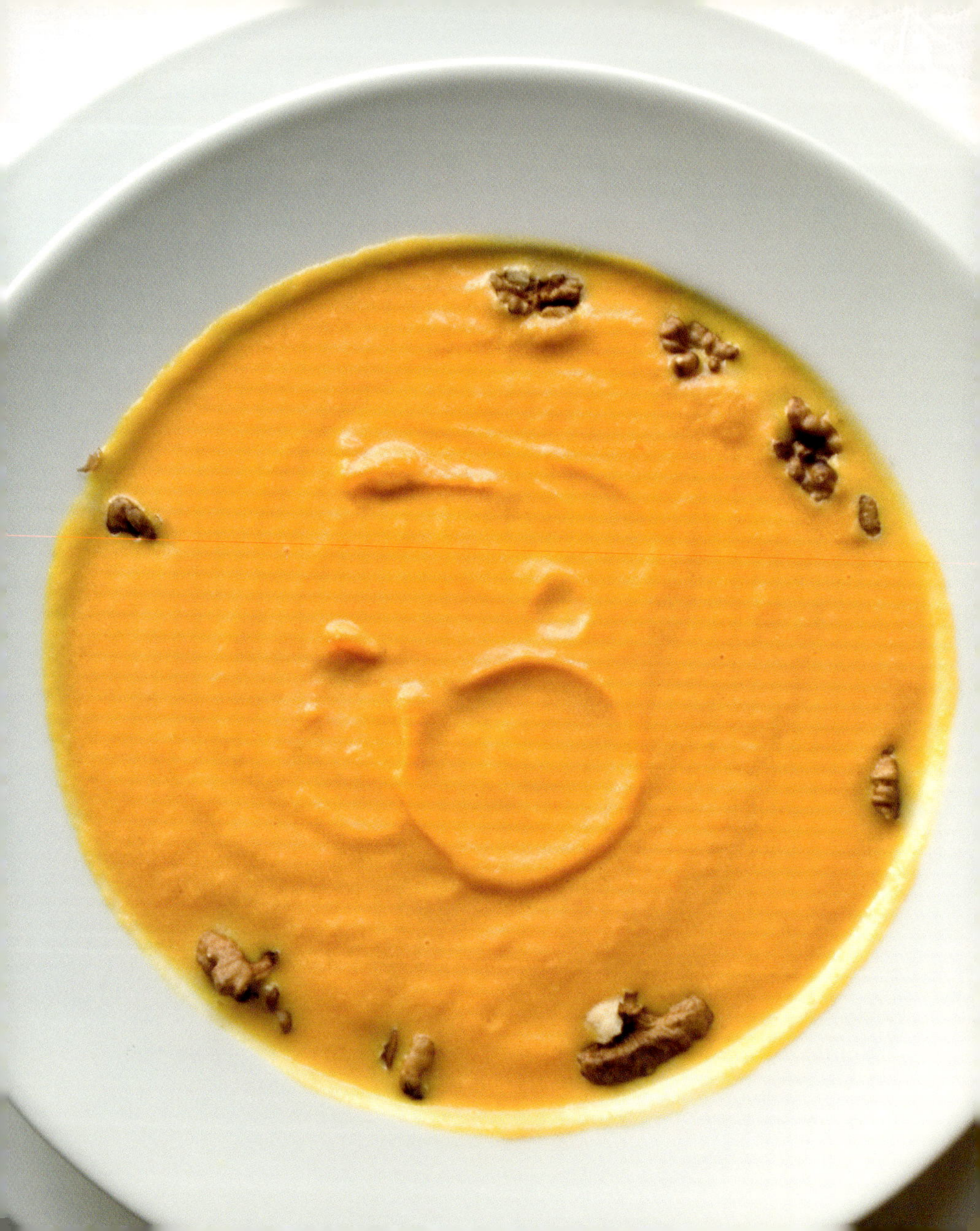

Fülle Ihre Speisen. Der gesundheitliche Effekt dieses Öls wird gesteigert, wenn Sie es mit frischen Kräutern und Gewürzen ergänzen. Arganöl ist eine ideale Ergänzung für die kalte Küche. Es kann für die Veredlung von Sülzen, Terrinen und Salaten verwendet werden. Darüber hinaus eignet es sich auch sehr gut für Marinaden. Es ergänzt sich optimal – geschmacklich und auch gesundheitlich – mit Honig.

> Fügen Sie das Öl erst am Ende des Kochvorgangs zu den Speisen, weil dadurch das Aroma der Speisen gesteigert wird.

Gebackener Kürbis

- 100 g getrocknete Datteln
- 1,2 kg Hokkaido-Kürbis
- 1/8 l Gemüsebrühe
- 1 kleine Zwiebel
- 4 EL Mandelblättchen
- 2 EL mildes Olivenöl
- 2–3 EL Ahornsirup
- 1–2 gehäufte TL gemahlener Zimt
- frisch gemahlenes Salz
- 2 EL Arganöl
- frisch gemahlener Pfeffer

Heizen Sie den Backofen auf 190 Grad Celsius vor und weichen Sie die Datteln in warmem Wasser ein. Waschen Sie den Kürbis anschließend

Mit ein paar Tropfen Kürbiskernöl gibt man nicht nur einer Kürbiscremesuppe einen unvergleichlichen Geschmack.

samt Schale und schneiden Sie ihn in ca. 4–5 cm dicke Streifen, die Sie dann in eine ofenfeste Form legen. Gießen Sie 1/8 l Gemüsebrühe dazu und verschließen Sie die Form fest. Lassen Sie den Kürbis ca. 40 Minuten im vorgeheizten Ofen garen, bis er weich ist. Anschließend abkühlen. Ziehen Sie in der Zwischenzeit die Zwiebel ab und schneiden Sie diese in dünne Scheibchen. Rösten Sie die Mandelblättchen in einer heißen Pfanne ohne Fett an. Anschließend die Datteln abtropfen lassen.
Nun das Olivenöl leicht erhitzen und die Zwiebeln darin bei mittlerer Hitze glasig dünsten; mengen Sie dann 3 EL Mandelblättchen, Datteln, Ahornsirup, Zimt, Salz und Pfeffer unter. Die Zwiebeln nun unter häufigem Rühren zehn Minuten schmoren lassen, bis sie karamellisiert sind. Abschließend das Arganöl hinzugeben und noch einmal schonend erwärmen. Nachher die Zwiebelmischung auf die Kürbisstreifen verteilen und alles noch einmal 10–15 Minuten im Backofen erhitzen. Vor dem Servieren den Kürbis mit den restlichen Mandelblättern bestreuen.

Marinierter Ziegenkäse

- 50 g Rucolasalat
- 4 frische kleine Ziegenkäse
- 4 EL Olivenöl
- 4 EL Arganöl
- 1 TL Estragon
- 1 TL Liebstöckel
- 1 EL gehackte Petersilie
- frisch gemahlener bunter Pfeffer
- Vollkornbaguette

Legen Sie den gewaschenen und abgetrockneten Rucolasalat auf einen Teller. Legen Sie den Käse auf einen anderen Teller und beträufeln Sie ihn zuerst mit Olivenöl und dann mit Arganöl. Marinieren Sie den Ziegenkäse bei Zimmertemperatur ca. eine Stunde im Öl. Mischen Sie in der Zwischenzeit die Kräuter. Richten Sie den Käse nun auf vier Tellern an, geben Sie nach Bedarf noch etwas Arganöl hinzu, verteilen Sie die Kräuter auf dem Käse und mahlen Sie frischen Pfeffer darüber. Anschließend servieren Sie den Käse mit einer Scheibe frischem Vollkornbaguette.

<u>Arganöldressing</u>

- 1 EL Arganöl
- 1 TL Dattelessig
- 1 Spritzer Zitronensaft
- Jodsalz
- frisch gemahlener Pfeffer
- frisches Koriandergrün

Die Zutaten (außer dem Koriandergrün) gut verrühren. Eignet sich gut als Salatdressing für Blattsalate. Das Koriandergrün später auf den Salat geben.

… mit Distelöl

Dezent und mild aromatisch im Geschmack, verfeinert Distelöl den Eigengeschmack von Blattsalaten, Dips, Sprossen und Rohkostgerichten. Kalt zu Speisen hinzugefügt, bleiben seine wertvollen Nährstoffe erhalten.

Spargelsalat

- 2 Bund weißer Spargel (500 g)
- Himalajasalz
- 50 g Butter oder Ghee (geklärtes Butterfett, bekommen Sie im Asialaden)
- brauner Zucker
- 1 Bund Petersilie
- 1/2 Bund Kerbel
- 1 Bund Schnittlauch
- 1/2 Bund Estragon
- 4–5 EL kalt gepresstes Distelöl
- Saft einer halben Zitrone
- Saft einer halben Orange
- etwas Schale einer Orange aus biologischem Anbau
- 3 EL Agavendicksaft (oder Birnendicksaft je nach Belieben)
- frischer Pfeffer aus der Mühle

Schälen Sie den Spargel und schneiden Sie holzige Enden ab. Kochen Sie den Spargel in Salzwasser mit etwas Butter und Zucker ca. 15–20 Minuten. Lassen Sie ihn anschließend auf einem Küchentuch abkühlen. Petersilie, Kerbel, Schnittlauch und Estragon fein hacken und zusammen mit dem Distelöl, dem Zitronen- und Orangensaft, der Orangenschale und dem Dicksaft verrühren. Schmecken Sie alles anschließend mit Salz und frisch gemahlenem Pfeffer ab. Den lauwarmen Spargel in gleich große Stücke schneiden, mit der Marinade auf großen Tellern anrichten und mit einem frischen Vollkorn-Dinkel-Toast servieren.

Süßes Distelöl-Dressing

- 3 EL Distelöl
- 2 EL Champagner-Essig (alternativ: Weißwein-Essig)
- 3 EL Sojasauce
- Jodsalz
- frisch gemahlener Pfeffer
- Honig, alternativ Zucker
- frische Petersilie

Die Zutaten verrühren. Passt geschmacklich besonders gut zu fein-bitteren Blattsalaten. Die Petersilie zum Schluss über den Salat geben.

… mit Erdnussöl

Mit seinem intensiven und unverwechselbaren Erdnussgeschmack eignet sich kalt gepresstes Erdnussöl besonders für die asiatische Küche und für Gerichte, die im Wok zubereitet werden. Es gibt knackigem Gemüse, Fisch, kurz gebratenem Fleisch, Wurzelgemüse und auch Bratkartoffeln eine ganz spezielle Note.

Gemüsenudeln mit frischem Ingwer

- 200 g grüne Tagliatelle
- 400 g Möhren
- 400 g Lauch
- 2 Knoblauchzehen
- 1 daumengroßes Stück frische Ingwerknolle
- 6 EL kalt gepresstes Erdnussöl

- 4 EL geröstete Erdnüsse
- ein paar Spritzer Tamari
- frisch gemahlener schwarzer Pfeffer
- frisches Koriandergrün

Kochen Sie die Nudeln bissfest, spülen Sie sie kurz kalt ab und lassen Sie sie abtropfen. Waschen Sie das Gemüse und schneiden Sie es anschließend in dünne, lange Streifen. Hacken Sie die Knoblauchzehen und die Ingwerknolle klein. Erhitzen Sie anschließend das Erdnussöl kurz in einer Pfanne und braten Sie Knoblauch und Ingwer darin kurz an. Geben Sie die Möhren und den Lauch dazu. Die Nudeln und die Erdnüsse etwas später in die Pfanne geben und etwa 2–3 Minuten mitbraten. Schmecken Sie die Gemüsenudeln mit Tamari und frisch gemahlenem Pfeffer ab. Verteilen Sie die Nudeln auf die Teller, garnieren Sie die Speise mit frischem Koriandergrün und servieren Sie das Gericht heiß.

Rucolasalat mit Erdnussöl

- 100 g frische Himbeeren
- 2 EL Balsamico-Essig
- 4 EL Erdnussöl
- Jodsalz
- frischer Pfeffer
- frisch geriebener Pecorino
- frische Honigmelone

Die Himbeeren zusammen mit dem Balsamico und dem Erdnussöl pü-

rieren. Mit Salz und Pfeffer abschmecken. Das Dressing mit dem Rucola vermischen und auf vier Teller verteilen. Die Honigmelone in kleinen Stücken über den Salat geben.
Passt auch gut zu Feldsalat mit gebratenem Speck.

Erdnussöl eignet sich als eines der wenigen naturbelassenen Öle besonders zum Frittieren und Braten.

... mit Hanföl

Hanföl ist mit seinem extrem nussigen Geschmack etwas gewöhnungsbedürftig. Gute Qualität erkennt man an geschmacklicher Milde, schlechte Qualität an einem etwas bitteren Geschmack. Hanföl passt gut zu Salaten, zu Joghurt- und Quarkspeisen und zu Kartoffelgerichten.

Bereits 3–4 Teelöffel Hanföl reichen aus, um den Tagesbedarf an Linolsäure und Alpha-Linolensäure zu decken. Aufgrund seines hohen Fettsäurespektrums sollte Hanföl fester Bestandteil Ihrer Küche sein.

<u>Pesto aus Hanföl</u>

- 2 Knoblauchzehen
- 1 Spritzer Zitronensaft

- 1 Bund Basilikum
- 1 Bund Petersilie
- 4 EL Gemüsebrühe
- 1/4 Tasse Hanföl
- 50 g geriebener Parmesan
- 1 TL Butter
- 1/4 Tasse Pinienkerne

Hacken Sie den Knoblauch zusammen mit dem Zitronensaft im Mixer. Geben Sie nun Basilikum und die anderen Kräuter hinzu und mischen Sie alles. Geben Sie nun die Gemüsebrühe und die Butter hinzu. Die Pinienkerne klein hacken und zusammen mit dem Hanföl und Parmesan unterrühren.

Hanföl-Dressing
- 1 TL Ume Su (bekommen Sie im Bioladen)
- 1 EL Apfelessig
- Salz
- 1/2 TL milder Senf
- frisch gemahlener Pfeffer
- 3 EL Sonnenblumenöl
- 3 EL Hanföl
- 1 kleine Schalotte

Ume Su, Essig und Salz so lange verrühren, bis sich das Salz vollständig aufgelöst hat. Senf und Pfeffer hinzugeben und gut verrühren. Öl unter-

schlagen, bis die Mischung dickflüssig wird. Zuletzt eine kleine Schalotte in das Dressing geben.
Schmeckt köstlich zu herzhaften Blattsalaten und frischem Baguette.

… mit Haselnussöl

Haselnussöl kann je nach Lage, Bodenbeschaffenheit und Klima über große Geschmacksnuancen verfügen. Generell passt Haselnussöl in der kalten Küche hervorragend zu edlen Sherry- und Weinessigen. Besonders empfehlenswert ist es für Rohkostgerichte, heiße Crêpes, frisches Wurzelgemüse, raffinierte Fisch- und Fleischgerichte sowie für feine Dessertkreationen. Schon ein Löffel eines hochwertigen Haselnussöls verleiht Ihren Speisen ein außergewöhnlich delikates Aroma und einen angenehmen Duft.

Süße Crêpes

- 175 g Vollkorndinkelmehl
- 1 TL Himalajasalz
- 100 g Puderzucker
- 1 TL Backpulver
- 2–3 Eier aus biologischem Anbau
- 200–220 ml Milch
- 4 EL Haselnussöl
- geraspelte Haselnüsse
- 1 EL Ahornsirup

Vermischen Sie in einer Schüssel das Mehl mit dem Himalajasalz, dem

Puderzucker und dem Backpulver. Drücken Sie in die Mitte des Mehls eine Kuhle, geben Sie die Eier hinzu und vermengen Sie alles. Rühren Sie die lauwarme Milch und das Haselnussöl langsam unter, bis ein glatter Teig entsteht. Lassen Sie den Teig etwa eine Stunde im Kühlschrank in der Schüssel, mit einem Tuch zugedeckt, ruhen. Backen Sie danach die Crêpes in der Pfanne, überstreuen Sie die fertigen Crêpes mit den geraspelten Haselnüssen und träufeln Sie, je nach Geschmack, Ahornsirup darüber.

Dressing mit Haselnussöl

- 1 kleine Schalotte
- 1 EL Sherryessig
- Salz
- 2 EL Haselnussöl
- frisch gemahlener Pfeffer
- frisch geraspelte Haselnüsse

Die Schalotte schälen und sehr fein würfeln. Den Essig und das Salz mischen, bis sich das Salz aufgelöst hat. Das Öl unterschlagen und mit Pfeffer abschmecken. Die Haselnüsse auf den Salat geben. Schmeckt gut zu feinen Salaten.

… mit Kürbiskernöl

Kürbiskernöl mit seinem intensiv-nussigen Geschmack zählt zu einem der delikatesten Pflanzenöle überhaupt. Es verleiht Blattsalaten und Rohkost einen exquisiten Geschmack und verfeinert Fondsaucen. Bestreicht man ein Brathähnchen mit Kürbiskernöl, wird es knusprig und appetitlich braun. Ein paar Spritzer Kürbiskernöl auf einem warmen Ziegenkäse oder auf Pellkartoffeln offerieren Ihnen ein herrliches und außergewöhnliches Geschmackserlebnis.

Kürbiscremesuppe

- 500 g Kürbisfleisch (z. B. Hokkaido)
- 1 kleine Schalotte
- 1–2 Knoblauchzehen
- 1 kleines Stück Ingwerknolle
- 30–40 g Butter oder Ghee
- 10–20 ml trockener Weißwein
- 1 l Gemüsebrühe
- 1 TL Garam Masala
- 1/2 TL Kreuzkümmel
- 30 g Crème fraîche
- 1–2 EL Zitronensaft
- 10 ml Kürbiskernöl
- 50 g geröstete Kürbiskerne
- frisches Koriandergrün

Waschen Sie den Kürbis (wenn Sie einen Hokkaido nehmen, können Sie die Schale mitkochen), schneiden Sie ihn anschließend klein und würfeln Sie das Kürbisfleisch. Hacken Sie die Schalotte zusammen mit dem Knoblauch und dem Ingwer klein. Dünsten Sie alles zusammen in Butter glasig an. Rühren Sie die Kürbiswürfel unter und dünsten Sie alles weite-

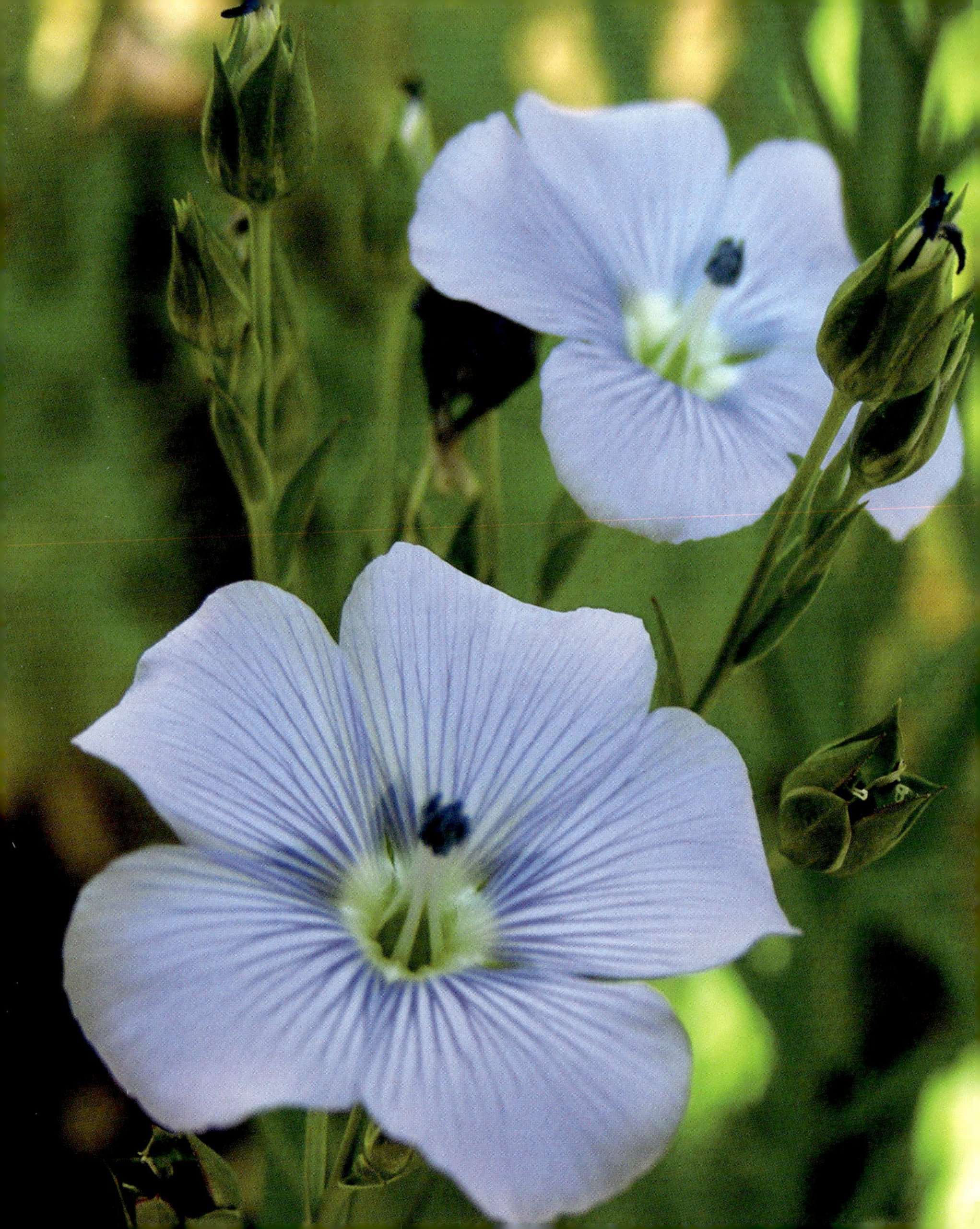

re etwa sieben Minuten. Löschen Sie anschließend mit Weißwein ab, geben Sie die Gemüsebrühe und die Gewürze hinzu und lassen Sie alles auf kleiner Flamme 15 Minuten köcheln.
Zum Schluss die Crème fraîche unterrühren und alles pürieren. Den Zitronensaft hinzugeben und mit Kürbiskernöl abschmecken. Mit Kürbiskernen und frischem Koriandergrün garnieren, mit Vollkorntoast servieren.

… mit Leinöl

Leinöl mit seinem intensiv herben Geschmack passt besonders gut zu Quark, Pellkartoffeln, zartem Gemüse und Mayonnaise. Auch als Kräuteröl, gemischt mit frischen Kräutern, verfeinert es die Mahlzeiten.

Erhitzen Sie Leinöl auf keinen Fall und verbrauchen Sie eine angebrochene Flasche innerhalb von sechs bis acht Wochen!

Rote Beete-Risotto

- 1 kleine Zwiebel
- 200 g Risottoreis
- 2 EL Bratöl
- 1 Knoblauchzehe
- 4–6 EL Gemüsebrühe
- 450 g frische Rote Beete
- 100 g Sahne

Öl aus Lein muss innerhalb von sechs bis acht Wochen verbraucht werden.

- 4 EL Leinöl
- Salz
- frisch gemahlener Pfeffer
- 4 EL gehackte Petersilie

Dünsten Sie Zwiebeln und Reis in Öl glasig an und fügen Sie dann den Knoblauch hinzu. Löschen Sie den Reis mit der aufgelösten Gemüsebrühe ab und lassen Sie alles zehn Minuten auf niedriger Stufe köcheln. Raspeln Sie die Rote Beete und geben Sie diese zum Risotto hinzu. Lassen Sie alles nun weitere zehn Minuten garen. Mischen Sie Sahne und Leinöl unter das Risotto. Schmecken Sie alles mit Salz und frisch gemahlenem Pfeffer ab. Richten Sie das Risotto auf Tellern an und garnieren Sie es mit Petersilie.

Leinöl-Dressing

- 3 EL Dickmilch oder fettarmer Joghurt
- 1/2 TL mittelscharfer Senf
- 1 TL Tomatenmark
- 1 TL Zitronensaft
- 1 EL Apfelessig
- 1/2 TL Honig
- 2–3 Tropfen Tabasco
- 1–2 TL Leinöl
- Salz
- frisch gemahlener Pfeffer

Die Zutaten zu einem dickflüssigen Dressing verrühren. Wer abnehmen möchte, ist mit diesem Dressing gut beraten. Passt zu Blattsalaten.

… mit Mandelöl

Mandelöl mit seinem feinen, milden Geschmack verleiht Speisen eine raffinierte und gleichzeitig besondere Note, wird aber primär äußerlich verwendet.

<u>Karotten-Apfel-Salat</u>

- 200 g Karotten
- 200 g Apfel
- 4 EL Mandelöl
- Saft einer halben Zitrone
- 1 TL Honig
- 1 Prise Zimt
- 1 kleine Ingwerknolle (1 cm groß)
- Jodsalz
- frischer Pfeffer

Die Karotten raspeln, die Äpfel klein schneiden und dazugeben. Die restlichen Zutaten zu einer Soße verrühren und mit den Karotten und Äpfeln vermischen. Mit Salz und frischem Pfeffer abschmecken.

… mit Olivenöl

Natives Olivenöl schmeckt besonders in Tomaten-, Blatt- und Gurkensalaten. Es eignet sich für alle Rezepte mit mediterraner Note. Fruchtiges

Olivenöl passt zu herzhaften Gerichten und ist die ideale Basis für Grillmarinaden.

Hochwertiges Olivenöl fängt Düfte und Aromen ein. Es verschmilzt innig mit Knoblauch und mediterranen Kräutern wie Rosmarin, Thymian, Basilikum oder Fenchel.

Gegrillter Ziegenkäse

- 1 Scheibe Vollkorntoast
- 2 gehackte Knoblauchzehen
- 6–7 EL Native Extra Olivenöl
- Radicchio und Feldsalat
- 1–2 EL Rotweinessig
- Meersalz
- frisch gemahlener schwarzer Pfeffer
- 4 junge, feste kleine Ziegenkäse

Schneiden Sie das Vollkornbrot in kleine Würfel und rösten Sie es mit dem Knoblauch und 1 EL Olivenöl an. Zupfen Sie den Salat klein und verteilen Sie ihn auf vier Tellern. Rühren Sie aus dem restlichen Olivenöl, Essig, Salz und Pfeffer eine Vinaigrette. Grillen Sie den Ziegenkäse in einer feuerfesten Form und achten Sie darauf, dass er nicht zerfließt. Setzen Sie ihn anschließend auf den Salat, wo Sie ihn mit den Brotwürfeln bestreuen und der Vinaigrette übergießen.

Olivenöl-Dressing

- 3 EL Olivenöl
- 2 EL Balsamico-Essig
- 1 TL Ahornsirup
- 1 EL frische Kräuter wie Dill, Zitronenmelisse, Oregano, Zitronenthymian, Thymian
- Salz
- frisch gemahlener Pfeffer

Alle Zutaten vermischen. Schmeckt köstlich zu bunten Sommersalaten.

... mit Rapsöl

Rapsöl mit seinem leicht nussigen und gleichzeitig vollmundigen Geschmack passt besonders gut zu deftigen Speisen wie Bohnen-, Kraut-, Nudel und Kartoffelsalaten. Es eignet sich auch zum Einlegen von Gemüse und als Salatöl.

Möhrenpfanne mit frischem Koriandergrün

- 200 g kleine Zwiebeln
- 500 g junge Möhren aus biologischem Anbau
- 3 EL kalt gepresstes Rapsöl
- 150 ml trockener Weißwein
- 450 g kleine Champignons aus biologischem Anbau
- 1 Prise gemahlener Koriander
- 1–2 TL frischer Thymian, gehackt

- 1 Prise Himalajasalz
- frischer Pfeffer
- 2–3 EL süße Sahne
- 2–3 EL frisch gehacktes Koriandergrün

Schälen Sie die Zwiebeln und halbieren Sie diese anschließend. Putzen Sie die Möhren und schneiden Sie sie in kleine Scheiben. Braten Sie die Zwiebeln in 1 EL Rapsöl bei geringer Hitze glasig, mischen Sie die Möhren unter und löschen Sie alles mit Wein ab. Lassen Sie alles 7–10 Minuten dünsten, sodass das Gemüse noch bissfest ist.
Mischen Sie die geputzten und gewaschenen Champignons im Ganzen unter das Gemüse und dünsten Sie alles zusammen noch einmal 3–5 Minuten. Koriander, Thymian, Salz, Pfeffer und 3 EL Rapsöl hinzugeben und umrühren, anschließend die süße Sahne unterrühren. Richten Sie alles auf Tellern an und streuen Sie das frische Koriandergrün darüber. Dazu passt Basmatireis oder geröstetes Brot.

Rapsöl-Dressing

- 2 Eigelb, wachsweich gekocht
- 3 EL süßer Senf
- 2 EL Rapsöl
- 1 EL Himbeeressig
- 100 g Walnüsse, grob gehackt
- 1 TL Ume Su
- 25 g saure Sahne

Die Eigelb, den Senf, das Öl, Himbeeressig, Ume Su und saure Sahne mit dem Mixer mischen. Anschließend die Walnüsse gleichmäßig unterheben.
Das Dressing passt zu herben Blattsalaten oder Blattsalatmischungen mit herbstlichen Früchten.

… mit Sesamöl

Sesamöl verzaubert die Gerichte besonders durch seinen köstlichen, zart nussigen Geschmack und verleiht Speisen einen Hauch Asien. Besonders Gemüse-, Fisch-, Reis- und Nudelgerichte sollten erst kurz vor dem Servieren damit verfeinert werden. Erhitzen Sie Sesamöl behutsam. Aufgrund seiner zahlreichen gesundheitsfördernden Eigenschaften wird Sesamöl gerne als die Perle der makrobiotischen Küche bezeichnet.

Sesamöl-Dressing

- 1–2 EL Sesamöl
- 2 EL Olivenöl
- 1 TL Tamari
- 1 EL Sojasoße
- 2 EL frischer Limettensaft
- 1 Msp Sambal Oelek
- 1 EL Honig
- 1 Prise Salz
- frisch gemahlener Pfeffer

Die Öle mit Tamari, der Sojasauce und dem Limettensaft verrühren.

Sambal Oelek und Honig dazugeben und so lange verrühren, bis ein dickflüssiges Salatdressing entstanden ist. Mit Salz und Pfeffer abschmecken.
Passt gut zu grünen Salaten, Eisberg, Rucola oder Möhre, aber auch z. B. zu Feldsalat mit Champignons.

… mit Sonnenblumenöl

Mit seinem angenehm milden Geschmack entfaltet sich Sonnenblumenöl am besten in Rohkostgerichten und Salaten.

<u>Frischer Gemüsesalat mit Avocado</u>

- je 1 rote, 1 grüne und 1 gelbe Paprikaschote
- 1 Gurke
- 6–8 Cocktailtomaten
- 2 reife Avocados
- 4 EL Sonnenblumenöl
- 2 EL Balsamico-Essig
- Saft einer halben Zitrone
- frisch gemahlenes Salz
- frisch gemahlener bunter Pfeffer
- 1 Hand voll frisch gerösteter Sonnenblumenkerne
- 1 kleine Lauchzwiebel

Waschen Sie das Gemüse und schneiden Sie es, ebenso wie die Avocado, in feine Würfel. Öl, Essig und Zitrone unterheben, mit Salz und Pfeffer würzen und vorsichtig mischen. Rösten Sie die Sonnenblumenkerne in einer Pfanne an und schneiden Sie die Lauchzwiebel in feine Ringe. Den Salat auf Tellern verteilen, die Lauchzwiebel über den Salat geben und zusammen mit einem Vollkorntoast servieren.

Asiatisches Sonnenblumenöl-Dressing

- 1 TL Sojasauce
- 2 EL Reisessig
- Salz
- 1 TL Agavendicksaft
- 1 TL Sesamöl
- 2 EL Sonnenblumenöl
- frisch gemahlener Pfeffer
- 2 EL Sesam, geröstet als Garnitur für den Salat
- frisches Koriandergrün

Sojasauce und Reisessig in einer Tasse vermischen. Eine Prise Salz untermischen, so lange, bis es sich aufgelöst hat. Den Agavensaft hinzugeben und alles gründlich vermischen. Zuerst das Sesamöl, dann das Sonnenblumenöl untermischen. Mit Pfeffer abschmecken.
Das Dressing passt gut zu Blattsalaten bzw. zu bunten Salaten aus Möhre, Gurke, Paprika, Mais oder anderen Zutaten. Den Sesam kurz in einer Pfanne ohne Fett anrösten und zusammen mit dem frischen Koriandergrün auf den Salat geben.

… mit Walnussöl

Durch seine feinherbe und nusstypische Geschmacksnote ist Walnussöl aus der feinen französischen Küche nicht wegzudenken. Walnussöl eignet sich für die kalte Küche am besten. Feldsalat, angereichert mit Walnussöl, wird zu einer wahren Delikatesse. Warme Speisen wie Wurzelgemüse oder Fisch werden am besten erst kurz vor dem Servieren durch einen Schuss Walnussöl verfeinert.

Feldsalat mit Knoblauch-Croutons

- 1–2 Knoblauchzehen
- 20 g Butter
- 3 Scheiben Vollkorntoast
- 2 EL Gemüsebrühe
- 1 Msp Senf
- 3–4 EL Weinessig
- 3–4 EL Walnussöl
- 1 Spritzer Ume Su
- 1 fein gehackte kleine Schalotte
- Feldsalat ca. 500 g

Halbieren Sie die Knoblauchzehen und bräunen Sie diese in Butter leicht an. Holen Sie sie aus der Pfanne und rösten Sie in dieser Pfanne anschließend die in Würfel geschnittenen Toastscheiben von allen Seiten. Bereiten sie aus Gemüsebrühe, Senf, Essig, Walnussöl und Ume Su eine Vinaigrette. Rühren Sie die Schalotten unter. Mischen Sie die Vinaigrette unter den gewaschenen Feldsalat. Verteilen Sie ihn anschließend auf Teller und bestreuen Sie ihn mit den Knoblauch-Croutons.

Brot mit kalt gepresstem Olivenöl ist in Italien eine beliebte Vorspeise.

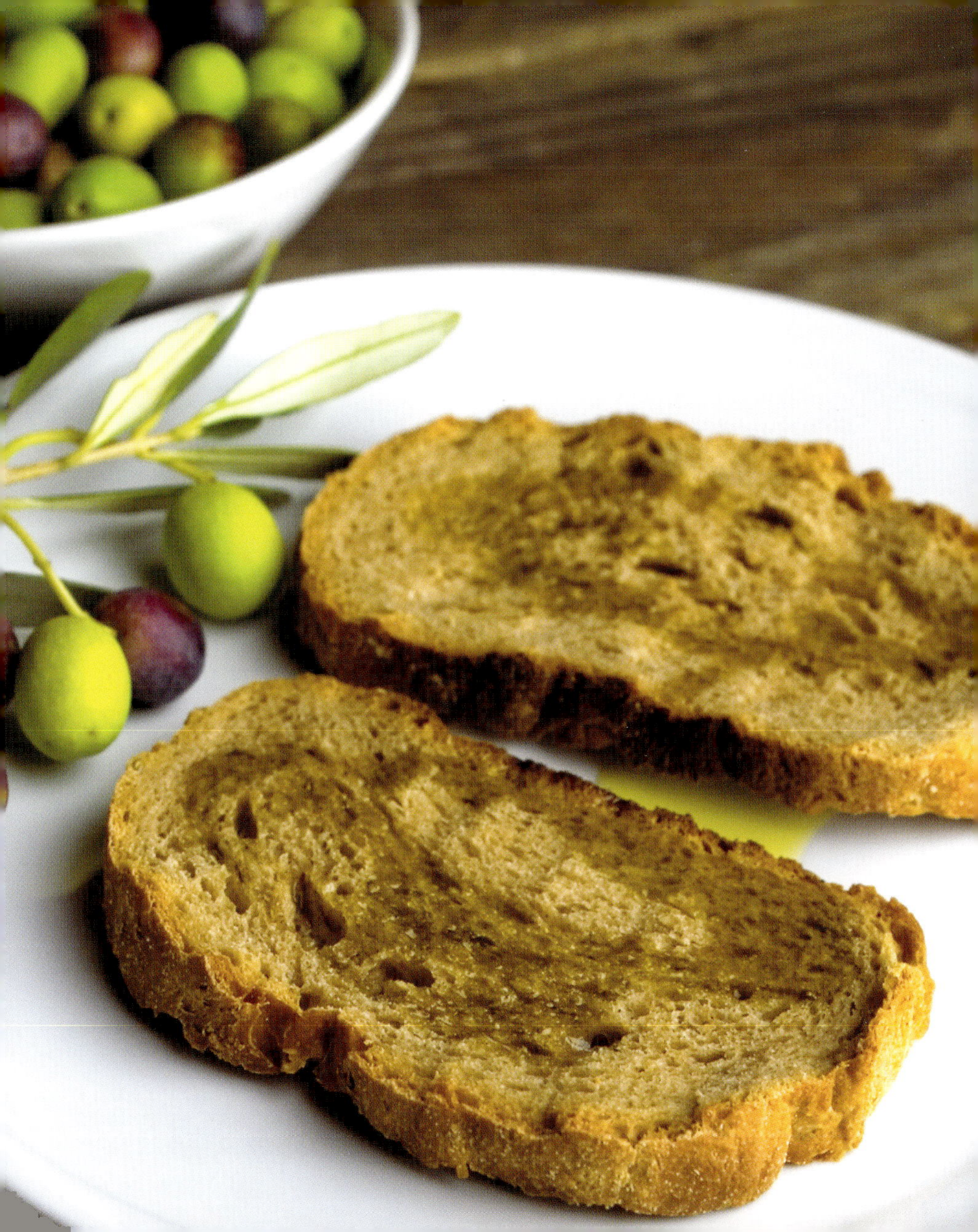

Raffiniertes Dressing mit Walnussöl

- 1 EL süßer Senf
- 1 EL Honig
- 1 EL Balsamico
- 1/2 TL Himbeeressig
- 1 TL Hühnerbrühe
- 2 EL Olivenöl
- 2 EL Walnussöl
- Salz
- frisch gemahlener Pfeffer

Senf, Honig, Balsamico und Himbeeressig miteinander verrühren. Die Brühe dazugeben und mit einem Schneebesen zwei Minuten das Öl unterrühren. Mit Salz und Pfeffer abschmecken.
Verleiht Feldsalat und grünen Salaten eine besondere Note.

Schlusswort

Wir sind überzeugt, dass Sie am Ende dieses Buches mit uns übereinstimmen, dass hochwertige Pflanzenöle, innerlich oder äußerlich angewendet, zum festen Bestandteil Ihrer Hausapotheke und Ihres Haushaltes werden sollten. Native Öle aus ökologischem Anbau sind erstklassige Mittel mit unbezahlbarem Nutzen für Ihr körperliches und seelisches Wohlergehen. Darüber hinaus glauben wir, dass Sie, wenn Sie die vielen Anwendungsmöglichkeiten der Pflanzenöle einmal kennen und schätzen gelernt haben, vielleicht sogar auch das Bedürfnis haben, bewusst darauf zu achten, dass den Pflanzen, aus denen die Öle gewonnen werden, die Lebensgrundlage erhalten bleibt.
Wir würden uns wünschen, dass Pflanzenöle auch im Bereich der Kosmetik einen entsprechenden Platz finden, um Ihre Haut mit wohltuenden Fettsäuren zu verwöhnen. Wie Sie gesehen haben, gibt es hierzu viele Rezepte.
Gerne möchten wir Sie an dieser Stelle aber noch einmal ausdrücklich dazu einladen, Ihrer eigenen Kreativität freien Lauf zu lassen, zu experimentieren und Neues auszuprobieren. Seien Sie neugierig und offen bei der Anwendung der verschiedenen Öle und denken Sie daran, dass Sie sich selbst und Ihrem Körper die größte Freude machen, wenn Pflanzenöle zu einem festen Bestandteil Ihres Lebens werden. Dabei wünschen wir Ihnen viel Spaß!

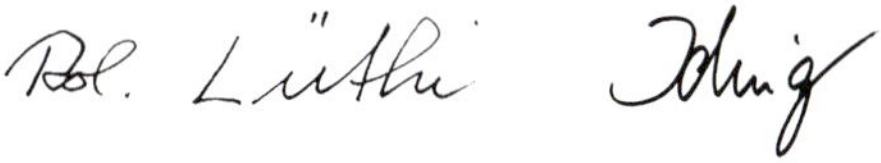

Anhang

Literaturempfehlungen

- Bläuel, Manfred. Gasser, Robert: Olivenöl. Die Medizin auf dem Teller. Wien, 2005
- von Braunschweig, Ruth: Pflanzenöle. Qualität, Anwendung und Wirkung. Wiggensbach, 2007
- Hellmiß Margot: Gesund und schön durch Olivenöl. München, 2005
- Messing, Norbert: Gesund und fit durch Ölsaugen. Alles über die Entgiftungskur mit Sonnenblumenöl. Tutzing, 1999
- Nova-Institut: Hanfsamen und Hanföl als Lebens- und Heilmittel. Göttingen, 2003
- Rosenberg, Kerstin: Das Ayurveda-Praxisbuch für Frauen. Gesund, schön und sinnlich. Baden und München, 2004
- Rosenfelder, Regina: Lebenselixier Olivenöl. Das heilende Geschenk der Götter. München, 1999
- Samel, Gerti: Heilende Energien der ätherischen Öle. Heilessenzen und Aromaöle für Körper und Seele nutzen. München, 2001

Bezugsquellen

Bio Planète
Ölmühle E. J. Moog
Route de Limoux, F-11150 Bram
info@bioplanete.com
www.bioplanete.com

Byodo Naturkost GmbH
Edisonstraße 3, 84453 Mühldorf
Tel.: 08631/36 29-0
info@byodo.de

www.byodo.de
Kürbishof Deimel
Anton Deimel
St.-Wolfgang-Str. 49, 69231 Rauenberg
Tel.: 07253/26906
www.kuerbishof-DEIMEL.de

Naturata AG
Rudolf-Diesel-Str. 19
71711 Murr
www.naturata.de
kontakt@naturata.de

Rapunzel NATURKOST AG
Rapunzelstr. 1, 87764 Legau
www.rapunzel.de

»Stiftung Warentest« und »Ökotest« untersuchen immer wieder Pflanzenöle. Ein Blick ins Heft oder auf die Website lohnt sich. Die Untersuchungen geben Aufschluss über Qualität und Preis eines Öls.

Rezeptregister

Im folgenden Register sind Rezepte für die Küche mit einem farbigen Punkt markiert, alle anderen Rezepte sind für innerliche oder äußerliche Heilanwendungen.

Bildquellen

Bild S. 2, © nicolas ramos – Fotolia.com
Bild S. 12, © Liv Friis-larsen – Fotolia.com
Bild S. 16, © Jan Rose – Fotolia.com
Bild S. 21, © philippe theret – Fotolia.com
Bild S. 27, © Ivik – Fotolia.com
Bild S. 35, © Dušan Zidar – Fotolia.com
Bild S. 40, © Didier SCUVIE – Fotolia.com
Bild S. 46, © Michael Gerlach – Fotolia.com
Bild S. 50, © nicolasjoseschirado – Fotolia.com
Bild S. 63, © zimmytws – Fotolia.com
Bild S. 67, © Marion Neuhauß – Fotolia.com
Bild S. 73, © CB94 – Fotolia.com
Bild S. 99, © Tomo Jesenicnik – Fotolia.com
Bild S. 111, © Martha Bayona – Fotolia.com
Bild S. 116, © MAXFX – Fotolia.com
Bild S. 139, © Jens Hilberger – Fotolia.com
Bild S. 142, © Tatiana Mironenko – Fotolia.com
Bild S. 154, © maler – Fotolia.com
Bild S. 165, © muf – Fotolia.com

Über die Autoren

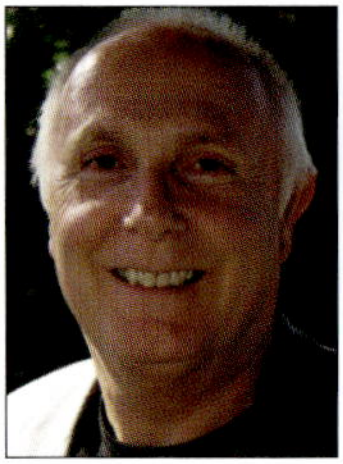
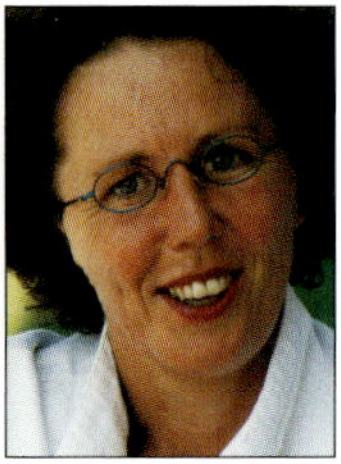

© SELF; Christa Pilger-Feiler

Dr. Roland Lüthi ist Sachbuchautor und tätig in der Erwachsenenbildung. Er hat u. a. Public Health in Baltimore, USA, studiert, war erster Leiter des »Forums für Gesundheitsförderung« an der Universität Bern und Mitglied der Expertengruppe der WHO zur »Worksite Health Promotion«.

Doris Iding ist Ethnologin und Yogalehrerin. Sie lebt und arbeitet in München als freie Journalistin und Autorin.

Kontakt

Dr. Roland Lüthi
SELF Höhere Fachschule für Erwachsenenbildung, Leitung und Führung
Seftigenstrasse 119, 3007 Bern
Tel: 0041 (0)31/3707776
Fax: 0041 (0)31/3707770
Email: luethi@self.ch
www.luethi-roland.ch

Doris Iding
Kufsteiner Platz 2, 81679 München
Tel: 089/1784049
Email: doid@gmx.de
www.doris-iding.de